饮水安全与健康

何世春 著

U0266293

黄河水利出版社

·郑州·

内 容 提 要

饮用水的水质与人体健康关系非常密切。饮用水中锌、硒、碘、氟等微量元素含量的多少,对人体健康的影响非常明显且十分重要,不可忽视。高氟地区改水,防治氟病,国家非常重视,已经提到工作日程上来了。本书对饮用水中含有的主要阴阳离子和可能会有的几十种化学成分对人体健康的影响一一作了阐述和说明,可供大专院校、科研机构、部队、自来水厂、矿泉水厂和温泉疗养院的生产、科研、教学人员阅读参考。

图书在版编目(CIP)数据

饮水安全与健康/何世春著. —郑州:黄河水利出版社,2014.8

ISBN 978 - 7 - 5509 - 0890 - 1

Ⅰ.①饮… Ⅱ.①何… Ⅲ.①饮用水 - 关系 - 健康 Ⅳ.①R123.5

中国版本图书馆 CIP 数据核字(2014)第 195420 号

出 版 社:黄河水利出版社
　　　地址:河南省郑州市顺河路黄委会综合楼 14 层　　邮政编码:450003
发行单位:黄河水利出版社
　　　发行部电话:0371 - 66026940、66020550、66028024、66022620(传真)
　　　E-mail:hhslcbs@126.com
承印单位:河南承创印务有限公司
开本:850 mm × 1 168 mm　　1/32
印张:7.25
字数:182 千字　　　　　　　　　　印数:1—1 000
版次:2014 年 8 月第 1 版　　　　　印次:2014 年 8 月第 1 次印刷
定价:20.00 元

作者简介

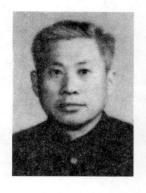

何世春,教授,男,1935 年 4 月生,吉林九台人,九三学社社员,1960 年毕业于长春地质学院水文地质专业(本科)。在中国地质科学院从事水文地质科学研究 25 年(含 2 年矿泉水研究生),是矿泉水高级专家。对中国北京小汤山温泉,西藏羊八井温泉,青海唐古拉山温泉,广东丰顺、丰良温泉,广西象州温泉,江西宜春温泉,湖南灰汤温泉,浙江莫干山泉水,辽宁皮口矿泉,河北平山氡泉、后郝窑温泉,河南临汝、鲁山、龙门、郑州等全国各地的温泉、矿泉、地下热矿水进行野外调查和科学研究。曾负责中国"华北地区地下热矿水分布形成和利用"和"北京热水矿水放射性水"等课题,并主笔科研报告。主编《太行山东麓地下水化学图》。参加"西藏羊八井地热资源评价"和"青藏铁路水文工程地质调查研究"等国家重点科研项目,均获全国科学大会奖。曾代表中国参加中美地热技术座谈会。著有《矿泉水水质研究文集》(2005 年 8 月黄河水利出版社出版)。在国内外 30 余种刊物上发表 70 余篇学术论文,其中 21 篇获省、市奖。主要有:《北京小汤山热矿水成因初步探讨》、《羊八井地热田水文地球化学特征》、《我国一些天然水中的氟》、《氟的富集规律》等,并建议生活饮用水氟离子含量以 0.7 mg/L 为最佳标准(《河南环境》,1990.3.4)。其中,发表在《资源开发与保护》上的《华北平原地下热水矿床分布规律及形成》一文被《中国科学技术文库》收录;发表在《中国地质报》上的《饮用水源与氟病防治》被《世界学术文库》收录;发表在《物探与化探》上的《华北平原地下热水中的铁离子》被美国世界著名情报

刊物《化学文摘》收录。可独立咨询全球温泉、矿泉水、地下水开发利用及评价鉴定,解决矿泉水饮用水疑难问题,指导石油、天然气普查和勘探,改造盐碱地为良田;防治因饮用水水质引起的氟中毒、克山病、癌症等地方性疾病。先后被评为单位先进工作者、省级先进个人,被编入《中国当代地球科学家大辞典》、《中华英模大典》、《世界科技专家》和《世界名人录》等。1994 年 10 月被郑州市二七区地热矿泉资源开发指挥部聘为总工程师。

退休后在《中国当代人生格言》(第二卷)、《中外哲理名言》发表有关格言和名言。在《时代的强音——为中国加油》发表"奥运寄语"等。2008 年前被河南工程学院返聘为督导、专家。何世春是建议中国生活饮用水氟离子含量以 0.7 mg/L 为最佳标准的第一人。

联系电话:0371 - 60927320
0371 - 56750719
15838120788(转)
18503888815(转)
13383837709(转)

序

在国民经济飞速发展的当今时代,随着人口的不断增长和工业化程度的不断提高,水污染日趋严重,特别是饮用水的污染,对人类的健康和生命构成了严重威胁。因此,健康饮水是时代的要求。为了保障人民的身体健康,2007 年 7 月 1 日我国开始实施新版《生活饮用水卫生标准》(GB 5749—2006)。同年 8 月 22 日,召开国务院常务会议,研究做好城市饮用水安全保障工作。这都说明我国政府对全国人民生活饮用水是非常重视的。

本书介绍了水中存在的各种无机物、有机物、农药、放射性物质和微生物对人体健康的影响。作者对饮用水的物理性质和化学成分进行了分析研究,对水中各种元素和阴阳离子与人体健康的关系,尤其是饮用水中锌、硒、碘、氟等微量元素对人体健康的影响作了论述和说明,并提出了饮用水中氟离子含量最佳标准的建议。

作者提出天然优质矿泉水的分布是有一定地质条件和分布规律的。用实例说明自然界多数温泉水、地下热矿水和现代火山地区泉水是不能喝的,长期饮用纯净水、蒸馏水和离子水对人体健康有危害。

本书可供高等院校、科研生产部门的地质、水利、卫生、供水等有关专业人员阅读参考。对家庭、机关和中小学校正确选择长期饮用水源有指导作用。

研究员、教授、博导

国务院参事、中国工程勘察大师

前　言

水是生命之源。绝大多数天然水是天然水溶液,水中含有钾、钠、钙、镁等阳离子和氯离子(Cl^-)、硫酸根(SO_4^{2-})、重碳酸根(HCO_3^-)、碳酸根(CO_3^{2-})等阴离子。人体内所含元素种类同自然界基本是一致的。

本书对饮用水中含有的主要阴阳离子和可能会有的几十种化学成分对人体健康的影响——作了阐述和说明,这对饮水者有重要参考价值。作者在书中建议中国生活饮用水中氟离子含量每升水以 0.7 mg 为最佳标准。

饮用水水质必须根据水的物理性质、化学成分和水中细菌、病毒、致病原生动物等进行评价鉴定。在饮用水中必须没有发病的微生物存在,如没有引起伤寒、细菌性痢疾、霍乱、胃肠炎等各种传染病发病的病菌存在。饮用水必须清澈透明、无色、无味、水温 7~11 ℃最好。对于饮用水水质来说,水中含有的元素的种类和数量与人体健康有着极为密切的关系。水中有些元素对人体健康是有益的和必需的,有些元素对人体健康是有害的和致病的,还有些元素是人体不需要的。饮用水中所有元素都有一定的限量,过多或过少都会产生不良后果。

饮用水的硬度对人体健康是非常重要的。钙、镁离子是饮用水中硬度的主要阳离子成分。国内外专家多年研究表明,心血管疾病与饮用水的硬度含量呈逆相关,或者说与水的软化程度呈正相关。由此可以看出,饮用水中钙、镁离子的含量多少、水的硬度大小,是一个非常重要的与公众健康有关的大问题,与此同时也说明了纯净水或纯水是不能长期作为人类饮用水的。据报载,我国某儿童医院收治了九名肌肉震颤、眼皮发抖的孩子,经过专家检查认为是大量饮用纯净水引起缺钙、缺钾所致。另有"只喝饮料不喝水,十三岁少年脑萎缩"等实例。据人民日报2006年12月12日第一版报道:我国5岁以下儿童贫血率达21.2%。我国食物营养监测系统提供的数据表明:2005年,5岁以下儿童贫血率:城市为16.4%,农村为22.6%。儿童贫血率农村明显高于城市,女孩明显高于男孩。城乡居民贫血率分别为24.2%、21.5%和20.6%。城乡居民普遍缺乏铁、维生素A等微量营养元素。

只喝饮料不喝水,只喝纯水、纯净水,不喝合格的自来水,很少喝真正天然优质矿泉水,身体易缺钙、镁、钾等必需的矿物质,影响人体健康。

40多年来,作者对北京、上海、天津、西藏、青海、河北、河南、山东、山西、广东、广西、湖南、江西、辽宁等地温泉、矿泉、地下热矿水的形成、分布和开发利用进行了大量野外调查研究。天然优质矿泉水是夏季饮料之珍品,经常饮用可以使婴幼儿健康成长、青少年身高体壮、中老年延年益寿,尤其是孕妇常饮用可使胎儿健康发育,具有良好的保健作用。书中还明确提出饮用纯净水、离子水的弊端。

本书可供大专院校、科研机构、部队、自来水厂、矿泉水厂和温泉疗养院的生产、科研、教学人员阅读参考。对城乡居民、军人、学生正确选择长期饮用水源有重要指导作用,对氟骨症分布地区饮用水有特殊的指导意义。本书是家庭、学校、部队、机关和国家有关单位人员必读之友。

作　者

2014 年 6 月 6 日

于新郑河南工程学院家属院

目 录

第一章　饮用水的物理性质、化学成分与人体健康

众所周知,天然水质因时间、地点不同,挖掘深度不同,水的物理性质和化学成分也不同。如果有人为因素的影响,水质差异将更加明显。人的身体也是由多种元素组成的。据测定,人体所含的元素有 50 余种,它们是维持生命活动所必需的。人体吸收水分,与水分中的各种元素进行着物质交换。因此,水中各元素的不同和变化,必然给人体带来种种影响。因此,研究清楚饮用水中各种元素与人体健康的关系,就具有十分重要的意义了。

一、饮用水的物理性质与人体健康的关系

水的物理性质直接影响人的感官性状,如果水质不好,人饮后会感到某些不适,甚至会引起疾病。饮用水的温度以 7 ~ 11 ℃为宜。

含有硫化氢(H_2S)的水具有臭鸡蛋味,而且硫化氢是剧毒物质。我国有些千米深度以上的地下热水井,在水中测出含有硫化氢,这种水是不能做为饮用水来开发利用的。

含有氧化亚铁较多的水有铁腥气味,含腐殖质的水具有霉草味,含有大量有机质的水发甜,含氯化钠多的水味咸,含硫酸镁或硫酸钠的水苦和涩,含重碳酸钙、重碳酸镁以及含有大量二氧化碳气体的矿泉水或地下水清凉可口,一般这种水是理想的饮用水。饮用水要求无色透明,并按照我国《生活饮用水卫生标准》所规定的限量进行评价。

二、饮用水中的化学成分与人体健康的关系

饮用水中的化学成分与人体健康的关系极为密切。人体内主要含有氧（65.0%）、碳（18.0%）、氢（10.0%）、氮（3.0%），这4种元素占人体总质量的96%。钙、磷、钾、硫、钠、氯、镁、铁8种元素占3.954%。以上12种元素已经占了99.954%。所余的0.046%即痕量元素，在人体中可检出41种痕量元素，其中20种可能是在生理学上无影响的，10种是必需的，7种是有害的。现在确知的10种必需的痕量元素为铁、锰、氟、铬、锌、铜、钴、碘、钼和硒，但如果这10种元素过量，也会产生不良后果。7种有害的元素是氟、镉、锗、锑、碲、汞和铅。

作为生活饮用水，水中不应含有有毒的阴阳离子和化学成分。下面一一叙述饮用水中常见的一些阴阳离子和化学成分。

1. 钾（K）

钾离子是细胞内的主要阳离子，对维持细胞的正常结构功能起着非常重要的作用，人体内缺钾可使心肌坏死。人体每日需钾量为3.3 g。

2. 钠（Na）

钠是人体必需的物质。人体每日需钠量为4.4 g。如果摄取过量的钠，能加重心肌病变。

3. 钙（Ca）

钙是人体不可缺少的元素，人体骨骼的主要成分是磷酸钙；血液中也含有一定的钙离子，没有它，皮肤划破了，血液不易凝结。从分布量上划分，体内99%的钙存在于骨骼和牙齿中，其余分布在血液中参与某些重要的酶反应。饮水中钙多，有可能会抑制某些有害元素如铅、镉的吸收。与痕量元素同时存在的钙量大，经水和食物摄取的痕量元素就少；相反，在钙量少的地区，被人吸收的痕量元素就多。婴儿在发育过程中骨骼不断长大，因此需要充足

的钙。

人体钙过少时,心肌软弱无力,收缩不完全,骨骼肌兴奋性增强,引起抽搐症、佝偻病和骨质软化。有人注意到饮水硬度与心血管疾病死亡率成负相关,即水的硬度越低,死亡率越高。我国黑龙江省克山病区饮用水的硬度普遍偏低。人体每日需钙量为 1.1 g。

4. 镁(Mg)

钙离子、镁离子是天然水中最普遍的阳离子。溶解有大量钙离子、镁离子的水叫作硬水。硬水对人体健康是有益处的,对心血管系统是有保护作用的。长期饮用硬水,可防止高血压及其他心血管疾病。在人体中,70%的镁存在于骨骼中,其余分布在各软组织及体内,是很多酶系统反应中的重要因素。人体缺镁,可能造成心肌和骨骼肌肉的局部坏死与炎症。缺镁可以加重维生素 E 缺乏所致的骨骼肌损伤,长期缺镁可产生骨质脆弱和牙齿生长障碍。人体每日需镁量为 0.31 g。

K^+、Na^+、Ca^{2+}、Mg^{2+} 是井水、泉水、地下水和江、河、湖等一些地表水中的主要阳离子。以 Na^+、K^+ 为主的饮用水不如以 Ca^{2+}、Mg^{2+} 为主的饮用水硬度大、水质好。前者多分布在花岗岩地区,后者多分布在石灰岩地区。天然水中的钾、钠、钙、镁离子是人类以及动物所需钾、钠、钙、镁成分的主要来源。

5. pH

pH 是表示饮用水酸碱程度的数值,即所含氢离子浓度的常用对数的负值。pH < 7 为酸性水,pH > 7 为碱性水,pH = 7 为中性水。我国《生活饮用水卫生标准》规定,pH 为 6.5 ~ 8.5,长期饮用在此范围内的水能保证人体安全与健康。

6. 铝(Al)

在天然水中很少含有铝。水体中含铝可引起鱼窒息。《生活饮用水卫生标准》要求含铝在 0.2 mg/L 以内。

7. 铜（Cu）

天然水中铜含量很低。铜是人和动物进行新陈代谢、维持正常生命活动所必需的元素。人体内含铜量为 0.000 15%，饮水中含有微量铜是必要的，因为人体缺乏铜会引起脸色苍白、生长停滞，引起骨骼疏松症。如果人体摄入铜过多，可引起严重中毒，发生低血压、黄疸症。游离铜离子对鱼类和其他水生物是剧毒的。饮水中铜离子含量不得超过 1.0 mg/L。

8. 铅（Pb）

铅有毒，饮用水中不应含有。铅不是人体所必需的元素，经常饮用含铅的水，会导致铅在人体中积累，造成慢性中毒，产生齿龈蓝黑色铅线，智力衰退，心肌损伤，过早产生动脉粥样硬化，血压升高，以及心肌肥大、心绞痛等，还会造成胃、肠道、造血系统病变。体内蓄积铅量超过 1 mg/L 时，就会使高级神经活动产生障碍，对人体极为有害。铅在一般天然水中含量很少，但在某些选矿场、冶炼厂、印刷厂等废水中含有铅，应引起充分的注意。

9. 锌（Zn）

一般天然水中锌的含量很少。锌是人体中必需的微量元素，它对人和动物生长有重要意义。当前国内外研究证明，人体缺锌会引起许多疾病，如侏儒症、糖尿病、高血压、生殖器官及第二性征发育不全、男性不育等疾病。根据 1973 年世界卫生组织推荐的标准，锌的正常需求量是：成人每天 2.2 mg、孕妇 2.5～3.0 mg、乳母 5.45 mg。但一般膳食中锌的利用率约 10%，因此每日饮食中锌的供应量分别应为 22 mg、25～30 mg、54.5 mg。少年儿童每日不少于 28 mg。摄入过量的锌亦有不利的影响。据资料介绍，当饮用水中锌含量为 30.8 mg/L 时，曾发生恶心和昏迷的病例。另据报道，饮用水中锌含量达 10～20 mg/L 时，有致癌作用。地表水中锌的最高容许含量为 1.0 mg/L。德国饮用水中锌含量为 0.5 mg/L。摄入过多的锌会引起锌中毒，可引起恶心、呕吐、剧烈腹痛、便血等。

10. 锰(Mn)

锰是人体所必需的微量元素。在饮用水中其危害比铁大,使水产生颜色和异味。锰的氧化物能在水管管壁上积蓄,导致"黑水"现象。水中锰的含量超过 1.5 mg/L 时,会使水中无铁存在,也会对水的感官性状产生不良影响,对衣服、食具及白瓷器等产生染色现象。锰对骨骼的正常生长发育具有重要作用。锰缺乏会引起生产障碍、关节肿、骨质疏松等。锰中毒主要作用于神经系统,引起"锰性癫狂"症,表现有肌肉强直疼痛,行走时带痉挛性步态,易兴奋、言语障碍,有的有强迫行为和假面样面容。

工业用水中所含的锰大多是与铁共存的,一般情况下锰与铁相比,含量较少。但是,它只要含量在 0.1 ppm 左右就会引起问题。因此,水中存在微量锰也会直接影响工业产品质量,如纤维、染色、造纸、摄影胶卷、淀粉、酿造等。在金属管道和锅炉中易生成沉淀物,使其生产效率大大降低。

11. 钼(Mo)

天然水中的钼,主要以钼酸根离子状态存在。水中含钼酸盐在 10 mg/L 时,有涩味;在 100 mg/L 时,有苦味。钼是植物与反刍动物必需的营养物质,高级动物摄入过量钼可以产生中毒症状。有人研究认为,克山病与缺钼有关。含钼高的地区,成年人多患痛风病。据资料,人体内含有微量的钼。

12. 钒(V)

钒属于毒性较小的微量元素。二氧化钒中毒时,出现溃疡性咽炎、鼻炎、恶心、食欲减退、震颤眩晕、支气管痉挛,有的人会有嗅觉减退和轻度肝功能障碍现象。钒中毒还可以引起肾小管坏死和肝脂肪变性。

13. 钛(Ti)

钛不是主要微量元素。极微量的钛对心脏机能有促进作用,可以增强心肌收缩,降低血压。过量可引起休克症状。

14. 镍(Ni)

在微量金属元素中,镍的毒性较小。许多镍的化合物具有毒性。镍盐会引起皮炎,敏感者接触镀镍物品就会产生。如吸入体内,早期头痛、呕吐、呼吸困难,以后发热、咳嗽,胸部紧缩,严重者白细胞增多。

15. 钨(W)

钨是一种微量重金属。在水中溶解度较小、毒性大,动物摄入大量钨化物则发生急性中毒。钨盐含量达到 2% 时,经胃肠吸收足以引起死亡。

16. 钴(Co)

钴是生命必需的微量元素之一。维生素 B_{12} 中主要含钴。用钴化物可以治疗贫血,钴的同位素 60 可以治疗癌瘤。过量口服钴剂会中毒。钴曾用作啤酒起泡剂,饮用大量啤酒的人,有的会发生特殊的心肌病,伴有心包积液和心力衰竭。

17. 钡(Ba)

钡不是肌体内必需的微量元素。在正常情况下,人体和动物体内都含有微量的钡,主要存在于骨骼内。钡离子对人体有毒性,其毒性与溶解度有关。可溶性钡盐如氯化钡、硝酸钡等有剧毒。人摄入过量钡盐或误服可溶性钡盐会发生严重急性中毒。氯化钡中毒量是 0.2~0.5 g,致死量是 0.8~0.9 g。症状是恶心、呕吐、腹泻,有时伴有腹痛、全身无力,四肢麻痹。

18. 酚(C_6H_5OH)

酚有毒。在饮用水中不允许含有酚。一般天然水中不含酚类。但由于煤气、石油化工等工业废水排放,使水体受到污染,水中就可能含有酚类化合物。若水中含酚大于 5 mg/L,对鱼类就产生毒害;若含酚 100 mg/L,直接灌溉农田,会引起农作物减产,甚至枯死。

19. 氰化物(CN)

氰化物有毒。天然水中一般不会出现氰化物,氰化物的出现往往是工业废水污染所致。炼焦、电镀、选矿、金属冶炼等工业废水往往含有氰化物。在水体中大多数氰化物是氢氰酸。氰化物使水呈杏仁臭味。在水体中,含氰化物量为 0.01 mg/L 时,就会使鱼类中毒。人若长期饮用含有氰化物的水,将引起甲状腺肿大。

20. 铬(Cr)

铬有毒。饮用水中不应当含有铬。铬在天然水中不存在。水中如果出现铬,是由于工业废水污染所致。铬有二价、三价、六价三种化合物。二价铬盐不稳定,但无毒;三价铬是动、植物体内必需的微量元素;六价铬有毒性。六价铬对人的消化系统和皮肤有刺激与腐蚀作用,有人认为有致癌作用。三价铬和六价铬达到一定浓度时,都具有毒性。当水中铬浓度为 1 mg/L 时,水呈淡黄色,超过 1 mg/L 时,即有涩味。饮用水中六价铬不允许超过 0.05 mg/L,否则会引起口腔、食道、胃肠道的坏死和溃疡,肝、肾、心肌脂肪变性,严重者波及中枢神经而很快死亡。

21. 砷(As)

砷有毒。天然水中砷的含量极微。砷在水中的出现是杀虫剂、除锈剂及含砷工业废水污染所致。砷及砷化合物的毒性与砷在水中的溶解度有关。砷在水中主要以亚砷酸根离子状态存在。三价砷化物的毒性比五价砷化物的大。三氧化二砷是三价砷化物,易溶于水,毒性极大。砷化钾毒性大。急性砷中毒表现为剧烈腹痛、呕吐、腹泻,并很快出现循环衰竭。砷易损伤血管内皮,使各脏器显著充血,出现散在性出血点。胃黏膜可有广泛溃疡形成。神经系统有小出血点以及肝灶状坏死。砷化氢中毒时,引起急性溶血,这种中毒常有心脏扩张和充血性心衰,多因急性水肿致死。

慢性砷中毒时,皮肤色素增多、过度角化,并引起肝损伤,直到形成肝硬化。因此,生活饮用水中,砷的含量不容许超过 0.01 mg/L。

22. 汞(Hg)

汞在天然水中含量极少,仅有痕量存在。但是,经化工厂、仪表厂、燃料厂、农药厂、电镀厂等排泄的废水污染后,水中汞的含量会增加。

汞和汞的化合物,不论是有机汞还是无机汞都有毒。无机汞通过自然界生物的转化作用,可以形成有机汞,这是污染造成严重危害的重要原因。有机汞主要损害人的中枢神经系统,引起神经功能紊乱和精神失常,进而疯狂、痉挛致死。食入汞引起急性中毒时,口、咽、食道和胃黏膜致死,并有坏死性结肠炎,近端肾曲管上皮凝固坏死,可引起少尿或无尿。工业上长期接触汞会慢性中毒,发生脑皮质萎缩和中枢及末梢神经髓鞘,易造成精神、表情和运动障碍。

汞污染会造成儿童疾患。例如,日本水俣地区出现不少婴儿水俣病。这些患儿是由健康无症状的母亲生育,生后不久即出现不同程度的大脑瘫痪症状,表现出严重的精神迟钝。尸体中发现小脑与皮质下白质萎缩,发育不全,脑、肝、肾中汞含量明显增高。考虑病因是甲基汞中毒。它是通过母体胎盘进入婴儿体的。因此,汞的污染范围及其医学意义引起人们的极大注意。要求饮用水中不含有汞。

23. 镉(Cd)

天然水中一般不含镉。镉及其化合物均具有高度的毒性,有人称它为"杀人的镉"。

人们吃喝含有镉的食品之后,这些金属就会聚集在人体内的肝、肾、心脏,使人的血压增高,产生哮喘。正在发育的青少年会停止长高,肝、肾功能受到损坏,神经痛的现象会产生。

据资料,日本由于工业高度发展,受到镉污染的公害病是世界上最多的国家。

24. **硒（Se）**

一般天然水中很少发现有硒。正常人体内含少量的硒。硒是人体必需的营养元素。人体缺硒容易产生多种疾病，如高血压引起的心脏病、克山病、癌症、蛋白质营养不良等。硒不仅可预防镉中毒，而且对汞的毒性有明显的拮抗作用。在饮用水中硒含量高的地区，高血压病死亡率低，心脏病死亡率也低。实践证明，缺硒可引起高血压、心脏病。在我国克山病流行区，环境中的硒含量都显著低于非病区。有人认为，硒可能有减少癌症发病的作用，也有人认为食物中含硒量超过 5 ppm 即对人有中毒危害，主要表现为牙釉破坏并产生褐黄色斑，以及胃肠功能紊乱、肝脏损害、无力、消瘦、贫血、关节炎、皮疹，指甲脆裂而易脱落、脱发等。

25. **碘（I）**

在地表天然水中不含有碘。碘是人体不可缺少的重要元素，对人体的作用相当大。人体内的碘主要集中于甲状腺内。地方性甲状腺肿（简称地甲病，也叫大粗脖子病）多见于某些山区、丘陵、高原地带，是世界上一种流行最广泛的地方病，特别是一些大山区尤为严重。该病流行性是山地多于平原，内地多于沿海，农村多于城市，女性多于男性。发病的年龄从 5 岁开始逐渐上升，青春期尤其是女性显著。低碘对人类最大的威胁是造成不同程度的脑发育障碍。高碘产生甲状腺肿。低碘和高碘两种情况产生的病都应该预防与消除。成年人每天应摄入碘 100～250 μg。如果摄入量长期低于 50 μg，就会患病。人体所需的碘大部分取之于食物，食用碘盐或海菜可以有效地防治地甲病。

26. **锶（Sr）**

锶在自然界是一种微量元素。锶在人体内大部分集中于骨生长旺盛的地方，可引起骺板软骨增生和成骨活动旺盛。单纯锶的含量高，会引起骨硬化性改变，锶多钙少，易形成佝偻病。有人认为,大骨节病、克山病与体内锶的含量呈正相关。

27. 铀(U)

铀在自然界分布很广,具有放射性。天然水中铀的含量一般在 $n \times (10^{-6} \sim 10^{-7})$ g/L。由于水中水生生物及植物普遍含有微量的铀,人体内也就有微量铀蓄积。微量铀对人的健康可以认为是无害的。摄入过量的铀对人的健康有害。硝酸铀为剧毒化合物,误服可发生强烈恶心、呕吐、腹泻、肾功能障碍,尿内有血以及因尿毒症而致死。放射线能引起人体很多病变:疲劳、虚弱、恶心、眼痛、毛发脱落、斑疹性皮炎,以及不育和早衰等症,还可以引起肿瘤。

28. 镭(Ra)

镭在自然界分布比较广泛,但数量极微。镭是铀的蜕变产物,具有放射性,主要是由于具有放射性而产生危害。

29. 氡(Rn)

氡是一种放射性稀有气体,由铀和镭蜕变而来。当天然水中含氡量大于 3.5 马赫时,称为氡水。

我国河北省平山县温塘温泉是高含量的氡泉。氡泉水是一种珍贵的资源,用氡泉水沐浴可以起到特殊的医疗作用。平山温泉工人疗养院开办几十年来,对许多患者的不少疾病都有着良好的医疗作用,尤其是对风湿性关节炎、神经衰弱、皮肤病、牛皮癣等疗效更佳。

平山温泉水最高水温可达 68 ℃,每升水里氡的含量最高可以达 100 余埃曼,属放射性氡泉水。泉水里除含有氡外,还含有大量的其他气体。根据作者多年来多次现场取样分析结果,温泉水里气体成分有氮气(N_2)、二氧化碳(CO_2)以及氦气(He)等气体。平山温泉水中各种逸出气体的体积百分数分别为:氮(N_2),89.68%;氦+氖(He+Ne),6.47%;二氧化碳(CO_2),1.50%;氩(Ar),1.35%;甲烷(CH_4),1.00%;氧气(O_2),0。

平山温泉氡水的形成是与附近的地质环境分不开的。氡的富集主要取决于岩石的放射作用，氡是镭的蜕变产物，在酸性岩浆岩地区，其含量可以显著提高。

平山温泉热水化学类型属氯化物—硫酸盐—钠型水。钠离子、氯离子含量都在 500 mg/L 以上。硫酸根离子含量超过 300 mg/L。温泉水里含有可溶硅酸（H_2SiO_3）176.80 mg/L、偏硼酸（HBO_2）18.00 mg/L、硫化氢以及氟、溴等微量元素，pH 为 6.9，矿化度为 1.67 g/L。

平山温泉属于深构造裂隙承压水。温泉水化学成分的形成以溶滤作用为主。饱和着空气中氧、二氧化碳的大气降水在山区沿着构造断裂可以下渗到地壳深部，由于深处化学条件的改变，水里重碳酸根离子被氯离子和硫酸根离子替代，钙离子和镁离子被钠离子替代，形成了氯化钠质温泉。

根据作者多年观测资料，平山温泉水的温度、化学成分和逸出气体成分均与大气降水以及气温等变化无关。

氡泉水由于其中含有氡和氡的分解产物，可对神经系统起着特殊的医疗作用。此特殊作用与氡和氡的分解产物所具有的电离辐射有关。人在沐浴氡泉水时，皮肤和氡及其分解产物接触，在皮肤上形成一种放射性薄膜，薄膜不断产生射线，从而对人体起医疗作用。用平山温泉水治疗风湿性关节炎等疾病能收到很好的疗效，对治疗神经衰弱也具有特殊的效果。同时，洗温泉澡还能加速血液循环，改善心脏功能，促进消化，加快新陈代谢，对维持神经系统的正常机能都有着良好的作用。

30. 钍（Th）

钍是一种天然放射性元素。在天然水中含量很低。水中有大量钍出现，是由于含钍工业废水和钍矿污染所致，对人体有害。

31. 氟（F）

氟是人体必需的微量元素之一。人体所需的氟一般从饮水中摄入。饮用水中氟的含量低于 0.5 mg/L 时,龋齿发生率高。长期饮用含氟 1.5 mg/L 以上的水时,可引起氟骨症。

作者建议:通常生活饮用水氟离子含量以 0.5~1.0 mg/L 为宜,0.7 mg/L 为最佳标准。水里氟含量过高或过低,饮用时间长了对人体健康都是不利的。长时间饮用氟含量过高的水会发生氟中毒。地方性氟中毒的流行特征是,饮用水氟含量越高,氟骨症的发病率越高,而且病情也越严重;饮高氟水年限越长,病情越严重。

32. 铁(Fe)

铁在地壳中分布很广,地下水中铁常以二价铁形式与碳酸结合,以大量重碳酸铁的形式存在。当地下水流出地表后,由于溶解于水中的二氧化碳逸出和氧气溶于水中,亚铁盐就会水解生成氢氧化亚铁,使水迅速混浊,随后就氧化成氢氧化铁沉淀。有时也会呈胶体状态,上述情况在使用自来水时容易见到。在酸性水中,常含有大量的铁离子,高铁离子主要存在于地表水中,亚铁离子几乎只存在于地下水中。

铁是一种非常重要的元素,它与叶啉和蛋白质结合形成血红蛋白和肌红蛋白,具有运输和储存氧的作用。人体缺铁就会引起贫血。水中含铁浓度大于 0.3 mg/L,就会混浊。超过 1 mg/L 时,水具有铁腥味。

33. 铵根(NH_4^+)

当有足够的氧存在时,在细菌作用下,铵离子可被氧化为亚硝酸及硝酸。亚硝酸有害于人体。所以,铵离子的存在,是评价饮用水被污染程度的标志之一。

34. 硝酸根(NO_3^-)

饮用水中的硝酸盐含量过高,可使婴儿患变性血红蛋白症。

35. 亚硝酸根(NO_2^-)

亚硝酸根是氮循环的中间产物,不稳定,易被氧化为硝酸根,也易被还原为氨。通常把它作为受有机物污染的一种标志。因为亚硝酸盐是一种化学毒物,水中含有较多的亚硝酸盐,会给人体带来很大危害,以致发生亚硝酸盐中毒。亚硝酸盐进入体内以后,与血红蛋白结合,使之成为变性血红蛋白,从而使血红蛋白失去携带和运送氧气的能力,造成全身缺氧青紫。医学上把亚硝酸盐中毒称为肠源性青紫病。最近几年,在地方病工作研究中,亚硝酸盐氮被认为是一种致癌因素,尤其是致食管癌。

36. 耗氧量

耗氧量是在一定程度上代表水中所含可被氧化的物质(如腐殖质、微生物、有机质、悬浮物等)数量的一种概念。沼泽地区的地下水及森林和草原地区不深的地下水中,有机物质可能是由植物及一部分动物残骸分解的、腐殖质落入水中所致。这些物质很不稳定且成分复杂,大量的腐殖质使水具有浅黄色至黄褐色、霉味、沼泽气味或特殊味道等特征。有时有明显的酸性反应。浅层地下水和地表水中的有机化合物,可能是随污水而来的,这些有机物是各种细菌的良好媒介物,其中包括可引起传染病的细菌。耗氧量是地下水污染的标志之一。

37. 氯离子(Cl^-)

氯离子分布广泛,几乎所有的天然水中都有氯离子存在。水中少量氯化物对人无害,它主要分布于细胞外液中,具有维持渗透压,调节酸碱平衡的作用。在人类生存活动中,氯离子有很重要的生理价值和工业价值。饮用水中氯化物超过 250 mg/L 时,有些人感到肠不舒适,浓度再增高时,水有显著咸味,但对人体没有太大危害。

38. 硫酸根(SO_4^{2-})

天然水中普遍含有硫酸根离子。水中硫酸盐含量较高时,能使水味苦涩。长期饮用水中,硫酸根离子含量低于 10 mg/L 时,易得大骨节病,在牧区还会使羊羔食欲减退,长毛不良,严重者会造成死亡。

39. 重碳酸根(HCO_3^-)

重碳酸根是淡水中主要的阴离子,在天然水中含量一般不大于 $300 \sim 400$ mg/L。在石灰岩分布地区的重碳酸钙水多为理想的饮用水水源。

40. 碳酸(H_2CO_3)

呈 CO_2 分子状态的碳酸称为未离解碳酸(化合碳酸),一般在天然水中同时有游离碳酸(即游离二氧化碳)和 HCO_3^- 存在。在游离碳酸存在时,不可能有大量的 CO_3^{2-} 存在。碳酸含量一般很少,是评价水硬度的指标之一,能形成碳酸盐水垢。

41. 磷酸根(PO_4^{3-})

磷是骨骼的重要成分,也是构成细胞的重要成分。人体内每日需要磷 1.4 g。磷参与各种代谢过程和能量转化,血浆中的磷酸盐还可以调节酸碱平衡。磷缺乏引起佝偻病和骨质软化病。大剂量无机磷易引起急性磷中毒,有机磷农药是剧毒物质。

42. 二氧化硅(SiO_2)

二氧化硅在天然水中一般含量为 $5 \sim 20$ mg/L。人体长期摄取过量时,可引起高血压和动脉硬化症。在锅炉用水中产生水垢,这种水垢比碳酸钙水垢更坚硬。在汽轮机叶片上易形成不溶性沉淀物,会减少锅炉和汽轮机的寿命。

43. 含氮化合物

含氮化合物包括蛋白氮、有机氮、氨态氮、亚硝酸盐氮和硝酸盐氮等多种,它们是蛋白质的分解产物。水中含氮化合物是否存在以及含量多少,是判断水质是否受粪便等污染物直接或间接污染的指标。

当水中只含有蛋白氮和有机氮而不含有其他氮质化合物时，说明水质刚受到含氮有机物的污染，这是因为有机氮尚未达到无机化和硝化的阶段，污染处在初级阶段，即刚刚污染阶段。当水中同时含有上述几种氮质化合物时，说明水质不仅受到污染，而且是先后连续性遭到污染。当水中含有亚硝酸盐氮和硝酸盐氮，而不含有机氮、蛋白氮时，则有两个可能：一是说明含氮有机物陈旧性污染，即水质曾经受到污染现在已处于污染的末期；二是水流经过含硝酸盐的地层或受含硝酸盐废水污染，从而使水中硝酸盐氮含量过高，并由于硝酸盐氮经过还原作用，形成了较多的亚硝酸盐氮溶于水中，致使水中硝酸盐氮和亚硝酸盐氮同时存在。出现这种情况，要经过反复调查、多次分析，才能排除一种可能，肯定另一种可能。可见，检查氮质化合物的含量，不仅可以了解水质是否受到人畜粪、尿液和其他有机物的污染，而且可以较可靠地推测水质被污染的程度和阶段。

44. 溶解氧

溶解氧是指溶解在水中的氧气，氧在水中有较大的溶解度。各种水源含氧量不同，地表水含量多于地下水。清洁的天然水，溶解氧大都近于饱和状态。可是，当水质受到有机物质污染时，水中溶解氧的含量就会下降，以致完全消失。因为有机物进入水中以后，在氧化分解的过程中，溶解在水中的氧气逐渐被消耗，使水中氧含量不断降低，以致完全耗尽。在这种情况下，厌氧菌繁殖并活跃起来，有机物发生腐败作用，会使水源发生臭气，所以了解水中溶解氧的含量变化是判断水质是否受到有机物污染的重要标志。

45. 硬度

硬度主要是指水中的钙盐和镁盐含量。水的硬度与工业及生活用水关系密切。硬度通常分为总硬度、暂时硬度和永久硬度。总硬度是指水中钙盐和镁盐的总含量，是永久硬度和暂时硬度的总和。暂时硬度又称碳酸盐硬度，是指水中所含的重碳酸钙

Ca(HCO$_2$)$_2$、重碳酸镁 Mg(HCO$_3$)$_2$ 等。经加热煮沸,钙、镁的碳酸盐沉淀从水中就去除了。永久硬度又称非碳酸盐硬度。当水中的钙、镁离子含量超过重碳酸根含量时,多余的钙、镁离子即与碳酸根、氯离子或硝酸根化合,由这类盐形成的硬度称永久硬度。

46. 总固形物

总固形物包括有机化合物、无机化合物及各种生物体。一般以 105～110 ℃蒸干水样测定。它对生活及工业、农业生产都有关系。总固形物含量越高,水质越不好,超过 1.0 g/L 时不宜作为饮用水;超过 4 g/L 时,不宜灌溉,会使工业锅炉产生大量沉积物。所以,它是评价水质的一种重要指标。

47. 农药

农药按化学组成可分为有机磷、有机氮、有机硫、有机氯、有机汞、氨基甲酸脂类等。农药是一种有毒的化学物质,具有生物活性,对人、畜和有益生物都有毒害作用。有机汞农药的慢性中毒造成神经衰弱、幻觉幻听、肌肉颤动、共济失调或完全性瘫痪、发音吞咽、动作及行走困难、流涎、视力障碍等症状,肝肿大、甲状腺肿大、多汗、窦性心动过速,低血压等。

三、饮用水中细菌与人体健康的关系

不清洁的水常含有多种细菌。作为生活饮用水,细菌是传播多种肠道传染病的主要原因之一。因此,随时了解水中的细菌情况,是预防肠道传染病的重要措施。通常通过以下几个指标,来判断水中是否有致病细菌。

1. 细菌总数

细菌总数是指在一定条件下,1 mL 水中含有多少个细菌。清洁的饮水,在 37 ℃时培养 24 h 每毫升所含细菌总个数,一般不超过 100 个。可是,受到严重污染的饮用水,每毫升所含细菌总个数可达到几万到十几万之多。因此,可以用细菌数多少来判断水质是否受到污染。水中所含细菌,有的使人生病叫致病细菌,有的不使人生病叫非致病细菌。致病细菌和非致病细菌往往同时存在。通过检查水中细菌总数的含量,可以初步估计饮用这种水是否会发生传染病。我国《生活饮用水卫生标准》规定,把水中细菌数含量多少作为评价水质好坏的一个卫生指标。

2. **大肠杆菌**

大肠杆菌是肠道致病菌。肠道细菌在粪中的含量以大肠菌群最多,肠球菌次之。这些细菌在外环境的发现,可以作为人类粪便污染的指标。大肠菌群在外环境存在数量的多少,就反映出受粪便污染的程度。

水中混有大肠菌群、痢疾杆菌、伤寒杆菌、副伤寒杆菌、布氏杆菌和钩端螺旋体。经过在水中加氯消毒试验,在相同条件下,每升水中大肠菌群残留 13 个的情况下,其他病菌完全被杀死。因此,饮用水中每升含大肠杆菌不超过 3 个,作为衡量各种菌体存在的标准是相当安全的。

第二章 饮用水中锌、硒、碘对人体健康的影响

第一节 锌对人体健康的影响

当前国内外研究已经证明,人体缺锌会引起许多疾病,如侏儒症、糖尿病、高血压、生殖器官及第二性征发育不全、男性不育等疾病。

锌缺乏可影响生殖生长发育。发育中,儿童缺锌会引起食欲减退、发育阻滞、男性有性机能不全以及味觉和嗅觉缺陷甚至丧失;女性缺锌可造成青春期原发闭经,妊娠易发生畸胎,受哺婴儿生长停滞。成人缺锌主要表现是食欲减退,味觉、嗅觉丧失,男性会出现睾丸萎缩,性功能减退,引起不孕症,妇女则有继发闭经等。

锌的缺乏还可引起先天畸形。目前所发现的缺锌症都具有典型的侏儒症,这主要是缺锌影响脑、心、胰、甲状腺的正常发育所致。此外,缺锌还可引起智力缺陷和神经机能异常,造成智力低下,学习能力下降,条件反射不易形成。有人指出,妊娠时,母体缺锌可发生胎儿神经系统畸形;精神分裂者几乎全部是低血清锌;先天性梅毒、癫痫患者脑中含锌量都很低。

锌是人体及许多动物的必需元素之一。普通成年人体内含锌量 $2 \sim 3$ g,平均 2.5 g。大部分锌集中在肌肉(60%)和骨内(30%)。各种组织器官中锌的含量分别为:精液中平均为 2 000 ppm(ppm 指物质的质量分数为 10^{-6},下同),前列腺中为 70 ppm,

骨骼 66 ppm,肌肉 48 ppm,表皮 70.5 ppm,真皮 13.6 ppm,肾脏 48 ppm,肝脏 27 ppm,大动脉、心脏、甲状腺、膀胱、睾丸、脾脏、卵巢、肺、脑约在 20 ppm 以下。全血中锌浓度为 8.6~9.0 ppm,血浆为 1~1.4 ppm,红血球为 11.7~17.0 ppm。

　　人体主要从食物中摄取锌。由食物中摄取锌的总量,美国为 5~22 mg/d,日本为 11~17 mg/d。根据 1973 年世界卫生组织推荐的标准,锌的正常需求量是:成人每天 2.2 mg,孕妇 2.5~3.0 mg,乳母 5.45 mg。但一般膳食中锌的利用率约 10%,因此每日饮食中锌的供应量分别应为 22 mg、25~30 mg、54.5 mg。少年儿童每日不少于 28 mg。动物性食品含锌高而易于吸收,如猪、牛、羊肉及海产品中含锌 20~60 ppm,粮谷类含锌 15~40 ppm,但谷类经研磨后含锌量明显减少。蔬菜和水果含锌量少,大多数少于 4 ppm。植物性食品中锌的利用率比动物性食品低,因为谷类和多数蔬菜中都含有植酸,它与锌结合后影响了锌的吸收。

　　摄入过量的锌亦有不利的影响。据资料介绍,当饮用水中锌含量为 30.8 mg/L 时,曾发生恶心和昏迷的病例。另据报道,饮用水中锌含量达 10~20 mg/L 时,有致癌作用。有人用小动物试验长期观察,证明水中锌含量为 5~10 mg/L 时,可能发生癌肿,应当引起重视。为此,我国规定饮用水的锌含量不得超过 1.0 mg/L,地表水中锌的最高容许含量为 1.0 mg/L。德国饮用水中锌含量为 0.5 mg/L。摄入含有过量锌的食物和饮料会引起锌中毒。症状主要局限于胃肠道,有呕吐、肠功能失调和腹泻。食入氯化锌腐蚀剂,毒害更为严重,可出现胃痛、胸骨后疼痛、流涎、唇肿胀、喉头水肿、呕吐、剧烈腹痛、便血、脉率增快、血压下降,可导致肠道坏死和引起溃疡,严重者由于胃穿孔引起腹膜炎、休克而死亡。

　　（原载于 1997 年第 9 期《老人天地》,《老人天地》杂志社出版）

第二节　硒对人体健康的影响

硒是人体必需的营养元素。人体缺硒容易产生多种疾病,如高血压、心脏病、克山病、癌症、蛋白质营养不良等。硒不仅可预防镉中毒,而且对汞的毒性有明显的拮抗作用。

有人研究发现,高硒地区心血管、脑血管和高血压心脏病死亡率显著低于低硒地区。在饮用水中硒含量高的地区,高血压病死亡率最低,心脏病死亡率也低。实践证明,缺硒可引发高血压、心脏病。在我国克山病流行区,环境中的硒含量都显著低于非病区。克山病病区的分布特点与内外环境中的低硒分布是一致的。有人发现,在高硒地区消化器官癌症死亡率明显低于低硒地区,在几个国家土壤中的含硒量以及血库中的血硒,与人的癌症死亡率呈负相关。同时,还观察到胃肠癌或肝癌以及其他癌症病人血硒量都较低。因而有人认为,硒可能有减少引起癌症发病的作用。

人体内硒的主要来源为食物。由于大多数植物从土壤中吸收硒,因此不同地区水和土壤含硒量的高低,可明显地影响该地区食物中的含硒量。人体吸收的硒首先进入血液。硒通过尿、粪便、汗液等排出。在某些硒含量特别高的地区,居民可发生硒中毒。有人认为食物中含硒量超过 5 ppm 即对人有中毒危害,主要表现为牙釉破坏并产生褐黄色斑,以及胃肠功能紊乱、肝脏损害、无力、消瘦、贫血、关节炎、皮疹、指甲脆裂而易脱落、脱发等。

硒污染的防治主要是搞好含硒废水的处理净化。目前常用的处理方法有化学法、离子交换法和吸收法。硒主要以亚硒酸盐形式除去,但阴离子交换法效果最好。

(原载于 1996 年第 6 期《老人天地》,《老人天地》杂志社出版)

第三节　如何防治低碘与高碘病症

地方性甲状腺肿病(简称地甲病,也叫大粗脖子病),多见于某些山区、丘陵、高原地带,是世界上流行最广泛的一种地方病,特别是一些大山区尤为严重。

该病流行性是山地多于平原,内地多于沿海,农村多于城市,女性多于男性。发病的年龄从5岁开始逐渐上升,青春期尤其是女性显著增高。在地方性甲状腺肿的流行区,同时流行一种"呆小症",即克汀病。克汀病的主要特征是聋、哑、傻、矬,终身残疾。低碘对人类最大的威胁是造成不同程度的脑发育障碍。如果母亲患病,就会引起胎儿大脑发育障碍,导致后代患克汀病。

高碘也会产生甲状腺肿。山西孝义县,在山上发现有低碘地甲病;而在山下低洼易涝地带则有高碘地甲病发生。由于饮食和自然地理环境的关系,低碘和高碘两种情况产生的病都应该预防和消除。

据资料介绍,碘具有重要的生理功能,它可以调节能量转换,影响发育生长,影响生殖能力,导致神经肌肉功能障碍,促使皮肤粗糙、毛发枯槁,细胞代谢异常,缺碘导致神经发育不全,智商低下。成年人每天应摄入碘 $100 \sim 250$ μg。如果摄入量长期低于 50 μg,就会患病。人体所需的碘大部分取之于食物,食用碘盐或海菜可以有效地防治地甲病。

(原载于1994年5月30日《煤田地质报》)

第三章 饮水氟对人体健康的影响

第一节 饮水氟与人的健康

氟是自然界的微量元素,在自然界各种水里普遍含有氟。人体需要的氟主要来源于饮水。饮水中氟含量多少对人的健康有着直接的影响。如果人们长期饮用含氟量超过 1.5 mg/L 的水,会引起病变,造成慢性氟中毒;如果人们长期饮用含氟量过低的水,也会产生一些疾病。据文献报道,当饮水含氟量小于 0.5 mg/L 时,龋齿患病率高达 70% ~ 90%;当饮水含氟量为 0.5 ~ 1.0 mg/L 时,龋齿患病率为 40% 左右;当饮水含氟量为 1.5 mg/L 时,龋齿患病率为 10% 以下,并偶尔出现斑釉症;当饮水含氟量为 2 ~ 4 mg/L 时,斑釉齿患病率达 10% ~ 50%,并出现氟骨病;当饮水含氟量超过 4 mg/L 以上,儿童几乎无不患斑釉齿,并有 5% 以上的人患腰腿痛、骨骼畸形等重症慢性氟中毒。因此,人们长期饮用的水中氟含量多少是值得重视的。

在自然界虽然有各种水,但是人们经常饮用的是自来水和井水。河北省石家庄市附近井水含氟量为 0.32 mg/L,黑龙江省克山县附近井水含氟量为 0.024 mg/L,青海省格尔木县附近井水含氟量为 0.14 mg/L,等等。水的分析结果表明,在自然界的各种水里普遍含有氟(见表1),其中温泉水里含氟量最高,尤其是分布在火山附近的温泉水里氟的含量更高。例如,云南省腾冲温泉(硫黄塘)水里含氟量为 20.0 mg/L。辽宁省 9 个温泉水里含氟量平均值为18.22mg/L。温泉附近的居民由于多年饮用含氟量高的

表1　我国某些水里含氟量

水种	含氟量 （mg/L）	取样地点	时间 （年-月）	备注
海水	1.04	渤海	1964-10　1972-08	
湖水	0.20	西藏自治区错那湖	1976-06	
河水	0.17	青海省木曲河	1975-06	二次化学分
井水	0.32	河北省石家庄市	1972-05	析结果平均值
泉水	0.60	北京市黑龙潭	1966-01	
温泉水	13.00	西藏自治区羊八井	1975-09	

水,常常患有斑釉齿症等疾病。北京小汤山温泉水里氟的含量仅为 7.0 mg/L,可是在小汤山地区患斑釉齿症的占87%。河北省怀来县后郝窑大队因长期饮用氟含量为 8.30～14.90 mg/L 的温泉水,许多人患有严重的斑釉齿症,不少人有腰腿疼病,其中老年人占多数。斑釉症在当地小学生中也有见到。近年因改饮含氟量为 3.36 mg/L 的井水,患腰腿疼病的人减少了。虽然患者减少了,但是此井水里氟的含量还是超过了饮用水氟含量的标准。人长期饮用氟化物超标准的水以后,氟在人体内就有积蓄作用,会引起病变,造成慢性氟中毒。慢性氟中毒通常称为氟症,其表现是:鼻黏膜溃疡出血,肺有增殖性病变,肝大,尿氟等。更严重的是,氟对人的骨骼影响很大,它能和骨质中的主要成分钙发生反应,化合成氟化钙,从而使骨头里的钙质减少,骨质变松发脆,初期症状是牙齿斑釉病。患有斑釉的牙齿不耐咀嚼磨损。患有严重斑釉齿的儿童,身体发育迟缓,牙齿萌出也较迟,并有造血机能降低、白血球减少症状。人体内有过量的氟,可以引起骨骼系统的改变,如骨硬化症、关节炎或关节强硬、骨质脆弱易折等。

　　根据我国《生活饮用水卫生标准》规定,人饮用水中氟的含量不得超过 1.5 mg/L,如果饮用水中的含氟量超过规定标准,就要进行处理。据有关文献报道,目前一般采用的饮用水去氟方法有如下几种:①沉淀法。把铝化物(白矾、铝酸钠、氧化铝、磷酸铝等)加入水中,形成胶状沉淀物,水中氟离子取代胶状沉淀物中的羟基(- OH),从而使水的含氟量降低。②过滤法。把骨粉、磷灰石、活性炭等放在过滤池中,作为吸附剂,吸附水中氟离子。③煮沸去氟法和结冰去氟法。这两种方法简单易行。在龋齿患病率高的地区,也就是饮水中氟含量过低的地区,在饮用水中加入适量的氟化物,如氟化钠、氟硅酸钠、氢氟酸等,使水里氟的含量达到饮用水标准。自来水加氟防龋是一种简单易行的方法,效果好、成本低。现在全世界有 30 多个国家和地区,1 亿多人饮用加氟水。我国上海饮用加氟水以后,龋齿发病率降低了 47.7% ;广州地区自来水经过多年加氟后,龋齿发病率减少了 50% 左右。在没有自来水的地区,也可以利用含氟牙膏等简便易行的方法防龋。

自然界里的氟来源于岩浆。水里含有氟是因为含氟的岩石和含氟的矿物溶解于水。温泉水比其他水里含氟多,是因为含氟矿物在温度高的水里比在温度低的水里溶解得多。人饮用氟含量在 0.5 ~ 1.0 mg/L 的水比较合适,这是我国生活饮用水卫生标准的要求。饮用水含氟量超过 1.0 mg/L 或低于 0.5 mg/L 时,都应该进行必要的处理。

但目前国外也有一种看法,认为向饮用水中加氟以预防龋齿,根据是不充分的。如 1942 年有人研究过美国某高氟地区 12 ~ 14 岁儿童中的龋齿率,其结论认为随着饮水中氟含量升高而釉齿减少。以后,美国一些地区曾进行过大规模的饮水加氟试验,观察统计了龋齿率降低的情况,在详细研究了这些调查资料之后,发现饮水加氟和龋患率之间并无相关关系。

还有人观察到,饮水加氟对牙齿发育有影响:儿童的出牙时间至少推迟 1 年,龋齿的发生时间推迟了 1 ~ 3 年。

这些研究认为,龋齿并不是氟不足引起的,而主要是饮食缺陷的结果。氟化饮用水会使一种毒物不合理地进入环境,而且不能加以控制而进入地下水。

(原载于 1978 年第 1 期《环境保护》,北京人民出版社)

第二节　饮用水源与氟病防治

地方性氟中毒是世界上广泛流行的地方病之一,严重危害人们身体健康。防氟中毒必须改水,首先应当考虑开采天然低氟水源。在没有天然低氟水源的地方,要积极地进行人工除氟。

氟是人体不可缺少的微量元素,参与人体的新陈代谢过程。通常,生活饮用水氟离子含量以每升 0.5 ~ 1.0 mg 为宜,如果水里氟含量过高或偏低,饮用时间长了,对人体健康都是不利的。长期饮用含氟量过高的水,轻者可患釉齿、腰酸腿痛等症,重者则发生骨骼变形,腰椎弯曲,疼痛难忍,甚至瘫痪。氟中毒病人是抬头看不见蓝天,低头看不见脚尖,左顾右盼周身转。此病在我国主要见于河南、河北、山西、山东、辽宁、吉林、天津、宁夏、江苏等省(区、市)。在这些地区,搞好氟病防治工作,关系到千家万户,是发展生产、造福人民、造福子孙后代的大事。

人长期饮用氟化物超过生活饮用水水质标准的水以后,便会造成慢性氟中毒。氟中毒在自然界的分布是有规律的,可分为地带性和非地带性两种情况。地带性氟中毒分布与气候、地形、地貌、土壤酸碱性和地下水的温度、pH、矿化度、水的化学成分等有着密切的关系;非地带性氟中毒主要分布在温泉、地下热水、火山和含氟矿床等地区。

地方性氟病的流行特征是:饮用水含氟量越高,地方性氟病的发病率亦越高,而且病情也越严重。氟化物对牙齿的损害是最早期出现的可见症状。生活在高氟地区的儿童,2~3岁就可以发生乳牙斑釉症,并随着年龄的增长,病情逐渐加重。氟骨症的发病率随着年龄的增大而增高。在性别上,斑釉症和氟骨症的发病率没有表现出显著差别。由于妇女在孕期和哺乳期的生理变化,往往可使氟病症状加剧。饮用病区水年限的长短与氟骨症发病率成正比,饮高氟水年限越长,病情越严重,并且与饮用水含氟量高低有着密切的关系。一般说来,饮水中含氟量较高时,在较短的年限就能发病;饮水中含氟量越高,饮水年限越长,发病率越高,病情也越严重。当地人与外地迁入者在发病上有显著差异。斑釉症发病率,外地迁入者比当地人低;氟骨症发病率,外地迁入者比当地人高和严重。土壤与发病关系也较密切,这是因为各种土壤含氟量不同所致。

由于各地土壤的物质来源、颗粒大小、埋藏深度、气候条件和水文地质条件不同,氟含量也不同。如豫东黄河冲积平原第四纪松散堆积物地区,黏土类比亚黏土类含氟多,亚黏土类比亚砂土类含氟多。就是在同一地区,各种土壤中氟的含量也不相同,其规律是颗粒越粗,透水性能越好,氟的含量越低;颗粒越细,透水性能越差,氟的含量越高。

在盐渍化、低洼易涝盐碱地区,由于地下水埋藏浅,水力坡度小,径流滞缓,浅层地下水以蒸发浓缩作用为主。一部分浅层地下水发生蒸发浓缩作用以后,溶解在水里的氟便留在土壤中,使盐碱地区表面土壤氟的含量不断增多。在豫东黄河冲积平原的低洼易涝地区,由于浅层地下水不断蒸发浓缩,在大片土壤里,尤其是在颗粒比较细的土壤里,有大量的氟富集。

寻找和开发利用低氟水源是防治地方性氟中毒的根本措施。在没有良好地下水源的地区,要合理利用合乎我国生活饮用水水质标准的江、河、湖水;也可以寻找古河道地带的低氟地下水。在氟病分布地区,应寻找含水层埋藏比较深、颗粒粗、透水性好、含氟量较低、符合饮用水水质标准的地下水,作为生活饮用水水源地。

(原载于《中国地质报》,1989 年 9 月 22 日)

第三节　我国一些天然水中的氟

　　氟是人体必需的微量元素之一。人体所需的氟一般从饮水中摄入。饮用水中氟的含量低于 0.5 mg/L 时,龋齿发生率高。长期饮用含氟 1.5 mg/L 以上的水时,可引起氟骨症。氟病分布有地带性和非地带性两种。地带性氟病的分布与自然地理条件有关,在潮湿、多雨地带,水和土壤中氟的含量低;在干旱、半干旱气候的盐碱地带,水和土壤中氟的含量高。因此,龋齿主要分布于湿润带,即元素被强烈淋溶的水文地球化学环境中。氟病则主要分布于干旱、半干旱气候下元素富集的水文地球化学环境中。非地带性氟病主要分布在温泉、火山和含氟矿床附近地区。

一、地表水中的氟

1. 河水氟含量

　　我国部分河流河水测定表明,河水中的氟含量普遍偏低,通常低于 0.5 mg/L(见表 1)。在干旱、半干旱气候条件下的平原地区,河流下游河水中氟离子含量比一般山区河水中略高一些。但总的来看,我国绝大部分河流水中氟含量都比较低。

2. 湖水氟含量

　　我国长江中下游地区的一些湖泊水中氟含量与长江附近地区地表水中氟含量相差不大。分布在我国青藏高原的淡水湖,因多年平均气温低,地表河水和湖水主要靠冰雪融化补给,这些水一般很少溶解、溶滤各类岩石、矿物,所以水中氟含量也很低。分布在地下热水和矿泉水附近的湖泊,往往水中氟含量偏高。例如,我国西藏羊八井旺日错(湖水)因受羊八井地热田地下热水的影响,水中氟含量偏高。又如,我国黑龙江省五大连池因受矿泉水的影响,水中氟含量也较高(见表2)。在我国干旱、半干旱地区,有些湖盆由于长期盐分积累,在湖盆中心形成的化学沉积物往往是氟的累积区,但因蒸发浓缩作用强烈,在个别湖水中氟的含量也比较高。例如,我国阿拉善的黄羊湖水中氟含量达 6.2 mg/L,吉格德诺尔为 9.1 mg/L,诺尔湖为 10.0 mg/L。可见,分布在干旱、半干旱气候条件下的湖水比湿润气候条件下的湖水氟含量高。

表1　我国部分河水的氟含量

时间 (年-月)	地点	氟含量 (mg/L)	pH	矿化度 (g/L)	水质类型
1961-03	西藏卡玛兰河水	0	4.1	0.16	HCO_3 – Ca·Na
1964-06	湖北咸宁河水	0.04	7.5		HCO_3 – Ca·Mg
1971-09	湖南宁乡灰汤河水	0.20	7.5		HCO_3 – Ca·Na·Mg
1972-03	湖南宁乡乌江水	0.14	7.3	0.09	HCO_3 – Ca·Na
1975-06	青海唐古拉山布曲	0.17	7.7	0.27	HCO_3·SO_4 – Ca·Na
1976-06	青海那曲河水	0.20	7.9	0.23	HCO_3 – Ca·Mg
1979	西藏羊八井藏布曲	0.44	7.5		HCO_3·SO_4 – Ca·Na
1979	西藏拉萨河水	0.10	7.25		HCO_3 – Ca

表2　我国部分湖水的氟含量

时间 (年-月)	地点	氟含量 (mg/L)	pH	矿化度 (g/L)	水质类型
1975-09	西藏纳木湖	0.30	7.3	0.18	HCO_3 – Ca·Na·Mg
1975-08	西藏泽克当湖	0	9.5	3.13	CO_3·Cl·SO_4 – Na
1978-08	西藏羊八井旺日错	2.00	8.7	0.22	HCO_3 – Na
1975	西藏亚东多钦湖	3.75	7.7	1.39	SO_4 – Mg·Na·Ca
1975	西藏泽格丹湖	0	9.50	22.82	CO_3 – Na
1960-07	黑龙江省五大连池	3.4	6.4	0.18	HCO_3 – Na·Ca

3. 海水氟含量

我国河北省渤海水域氟含量 1.08 mg/L。辽宁省兴城渤海水域氟含量为 1.00 mg/L。虽然都略低于海水中平均含量(1.30 mg/L),但含量比较稳定。

二、地下水中的氟

1. 氟在地下水中的形成和富集

天然水中的氟来自于自然界的岩石和矿物。笔者曾用北京西郊温泉村、良乡东关和白龙潭等地采集的奥陶纪石灰岩、震旦纪硅质石灰岩、花岗岩等岩石样品,做岩石溶滤试验。结果表明,北京附近的燕山期花岗岩、震旦纪硅质石灰岩和奥陶纪石灰岩均含有氟,但不同岩石中氟含量不相同(见表3)。各种含氟矿物在水中的溶解度是很不相同的。萤石(CaF_2)在 18 ℃的 100 mL 水中能溶解 1.6 mg,冰晶石(Na_3AlF_6)在 25 ℃水中的溶解度为 0.417 g/L。因此,当地下水、地下热水和地表水径流通过含氟矿物或岩石时,水中就溶有氟。但在自然界,水中氟的富集除与岩石、矿物中氟的绝对含量有关外,还与气候条件、地形地貌条件、水文地质条件、土壤岩性条件以及水本身的温度、化学组成、矿化度、pH 等有关。

1)气候条件

在干旱、半干旱的大陆性气候条件下,多年平均降水量远小于多年平均蒸发量的地区,由于蒸发量远大于降水量,蒸发成了浅层地下水的主要排泄方式,蒸发浓缩作用的结果,使浅层地下水和包气带内有大量的氟富集。

2)地形地貌条件

低平洼地,尤其是一些槽形、碟形封闭洼地,是高氟水形成与赋存的良好场所。由于凹地中地势低洼,水位埋藏浅,水力梯度小,地下水径流甚为迟缓,使涝碱相随、碱性土壤发育、地表盐渍

表3　不同岩石的氟溶滤量

分析编号	采样地点及岩石种类和质量	溶滤水pH	溶滤后水里氟含量（mg/L）	备注
64－385	北京良乡硅质石灰岩内结晶体0.29 g	7.00	12.40	此表64－388和64－389两个样品取样时间、地点、种类相同，因溶滤水的pH不同，化验结果也不同
64－386	北京良乡硅质石灰岩300 g	7.00	1.20	
64－387	北京白龙潭花岗岩300 g	7.00	2.10	
64－388	北京温泉村奥陶纪石灰岩300 g	7.00	0	
64－389	北京温泉村奥陶纪石灰岩300 g	9.00	0.095	

化，水中氟含量增加。浅层高氟水分布与地形地貌的关系有如下特征：

（1）同一地质结构、不同地形地貌单元，氟含量不一。当含水层位于凹地、掩埋凹地时，水中氟含量高；当含水层位于岗地时，水中氟含量低。

（2）同一地形地貌单元、不同地质结构，水中氟含量不一。在含水层次少的地带，水中氟含量低；在含水层次多的地带，水中氟含量高。

（3）同一地形地貌单元、同一地质结构、取水深度不同，水中氟含量不一。取水深度位于含水砂层顶板以上者，水中氟含量高，反之则低。

（4）同一地形地貌单元、同一地质结构、同一取水深度，因水井使用程度不同，水中氟含量不一。新井氟含量高，老井低；不常用的井水氟含量高，常用的井水氟含量低。

3）水文地质条件

地下水埋藏浅，水力坡度小，水平径流滞缓，以蒸发浓缩作用为主，有利于氟的富集。由于地下水径流条件差，侧向流动十分微弱，不利于水中氟向四周侧向运移。又由于水的蒸发作用，日积月累，增加了地下水中氟的含量，形成浅层高氟地下水。

4）土壤岩性条件

黏土类＞亚黏土类＞亚砂土类＞极细砂＞细砂＞细中砂。近期砂土沉积，有利于降水入渗和地下水向上垂直蒸发，碱性土壤和水的浓缩作用增强，含水层颗粒越细，蒸发浓缩作用越强，因而易于高氟水的赋存。

5）水文地球化学条件

盐渍化、苏打化凹地、低洼易涝盐碱地，掩埋凹地的碱性土壤环境是浅层高氟水富集的有利水文地球化学环境。在干旱、半干旱气候条件下，由于浅层地下水的蒸发作用，水里 Na^+、Cl^-、SO_4^{2-}等离子含量增加，水的矿化度增高。pH 大的碱性环境，有利于土壤积盐、脱盐，易形成富氟地层和富氟盐渍土，土壤对氟的吸附和浓缩作用增强，为氟的富集提供了场所。

6）水温条件

水温高的水氟含量高于水温低的水。

上述水中氟富集的因素中，蒸发浓缩作用是浅层高氟地下水形成的主导因素。因此，降低地下水位到蒸发极限深度以下，促使地下水循环交替，加快水体更新，破坏氟的富集条件，有利于水质保护。当浅层地下水埋藏深度大于 4 m 时，地下水的蒸发极限深度位于包气带中，水中氟的浓缩作用减弱，水中氟含量降低。

2. 寻找低氟地下水的方向

在干旱、半干旱地区，浅层高氟地下水以下往往有含氟量低的地下水存在。因此，一般打深井可找到含氟量低的地下水。例如，山西省太原市交城平原地形洼地，地下水埋藏浅、径流不畅。这里处于蒸发浓缩作用强烈的干旱、半干旱气候带,多年平均降水量450.08 mm,年蒸发量平均达1 800 mm。随着水的蒸发,浅层地下水逐渐浓缩,矿化度不断提高,水中氟含量逐渐增高。地下水中氟含量在垂向有随深度增加逐渐减少的趋势。在这里,只要开采埋藏深度大于150 m的地下水,水中氟含量就可达到饮用水标准。又如赤峰地区,高氟水下同样存在着低氟水,水中氟含量一般为0.6～0.8 mg/L,也是可供开采饮用的地下水源。

在干旱、半干旱地区,低氟地下水体往往顺地表水体成条带状分布,这是由于氟含量低的地表河水长期渗入补给地下水的结果。人们可以利用这一低氟地下水作为饮用水的水源。如山西太原市交城平原盐碱地区,地下水埋藏越浅,水矿化度越高,即Na^+、Cl^-、SO_4^{2-}等离子含量越高,水中氟含量也越高。但是,在有地表水体影响的地段,浅层地下水氟含量明显降到1.0 mg/L以下,虽属局部地段,同样可以作为饮用水水源开采。

我国浅层高氟地下水分布面积很广,有些地方中、深层地下水氟含量也偏高,尤其是在干旱、半干旱气候条件下的内陆盆地、沿海地带和豫东黄河冲积平原,是我国防氟改水的重点地区。

三、温泉和地下热水中的氟

我国温泉和地下热水中的氟含量普遍比较高(见表4),且与其水化学组成有一定的关系。

笔者曾利用西藏羊八井地热田温泉和地下热水自流钻孔水的水质分析资料,作出水中氟离子含量与水矿化度关系图(见图1),发现羊八井热水中氟离子含量随水的矿化度的增高而显著增高。利用北京小汤山温泉水的分析资料作图,也可见到同样的情况。此外,西藏羊八井地下热水和北京小汤山温泉水中的氟含量均随氯离子增加而增高。由于地下热水矿化度高者阴离子主要是氯离子,所以在矿化度高的地下热水里,氟离子含量往往很高。

表4 我国一些温泉和地下热水中的氟含量及化学组成

样点	氟含量 (mg/L)	矿化度 (g/L)	pH	阳离子浓度 (mg/L)			阴离子浓度 (mg/L)			
				$K^+ + Na^+$	Ca^{2+}	Mg^{2+}	Cl^-	SO_4^{2-}	HCO_3^-	CO_3^{2-}
广东省东山湖温泉	9.40	1.14	7.64	386.6	17.9	1.21	531.0	45.2	85.0	0
广东省从化温泉	11.60	0.32	7.72	87.8	14.0	0	8.55	10.40	212.0	0
广东省陆川温泉	10.0	0.49	7.55	135.9	11.9	0	15.5	159.4	136.1	0
湖南省灰汤温泉	9.50	0.22	8.8	94.67	1.06	0	8.60	5.04	138.3	31.6
湖北省咸宁温泉	3.80	1.99	7.4	24.15	466.5	80.89	7.09	1 340.2	163.69	0
河南省临汝温泉	7.80	1.90	7.3	538.66	105.21	13.38	341.8	687.3	329.5	0
陕西省临潼温泉	5.80	0.85	7.62	248.29	40.83	3.62	156.15	249.89	194.53	0
江苏省南京汤山	3.80	1.80	7.36	51.13	389.67	57.24	8.07	1 125.31	158.9	0
山东省威海疗养院	3.00	14.54	6.8	3 949.5	1 564.3	6.29	8 574.2	326.68	93.78	0
山西省寺平安温泉	7.00	0.81	7.1	215.41	53.85	3.70	190.68	206.54	137.07	0
河北省平山温泉	8.50	1.74	7.6	571.30	30.06	6.81	567.60	377.04	124.47	15.60
北京小汤山温泉	6.30	0.51	7.3	91.20	40.3	15.1	28.4	63.3	271.1	0
辽宁省汤岗子温泉	16.0	0.48	9.13	154.79	5.04	0	48.11	135.04	69.93	24.76
青藏公路126道班	1.10	1.30	8.2	382.78	54.9	62.8	30.79	15.30	1 194.3	115.77
西藏羊八井温泉	9.0	1.59	8.3	476.33	18.54	1.22	480.9	35.0	285.07	22.24

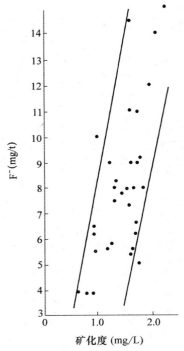

图1 羊八井热水矿化度
与氟离子含量的关系

温泉和地下热水中氟离子含量与水中钠离子呈正相关,因为钠盐是易溶盐类,溶解度相当大,在地下热水中的溶解度更大。地下热水矿化度高者,其阳离子主要是钠离子,而氟的钠盐和钾盐又是易溶盐类,因此水中氟的含量随着钠离子含量增多而增高。正因为如此,在所有盐碱地区的浅层地下水中,钠离子含量高,矿化度高,氟的含量也比较高。一般盐碱地区地下水中氟的含量都超过饮用水的标准。因此,盐碱地区的居民以及牲畜常患氟中毒。我国的盐碱地区往往也是氟病的分布区。

温泉和地下热水氟含量与水中钙、镁离子呈负相关。在白云岩等碳酸盐岩石分布的山区,水化学类型多为低矿化度的重碳酸钙、镁型。在这种重碳酸盐型地下水中,氟离子含量普遍比在氯化物或硫酸盐型地下水中低。

温泉和地下热水中氟离子含量随着 pH 的增加,也就是随着水的碱性增加而增高。

温泉水和地下热水含氟量高的主要原因是受温度影响。氟是地下热水的标志元素,在所有地下热水和天然温泉水里,氟的含量普遍比同一地区的一般地下水中高。根据这一原理,可利用冷、热水中氟含量的差别来寻找地下热水和圈定地热田的范围。

四、结语

天然水中氟的分布是有规律的,它可分为地带性和非地带性两种类型。地带性氟的分布受气候、地质地貌、岩性、土壤酸碱性质和天然水的温度、pH、矿化度、水化学成分等影响;非地带性氟的分布主要受温泉、地下热水、火山和含氟矿床等制约。

由含氟岩石、矿物溶滤作用形成的天然水中的氟含量差异很大。在湿润条件下,一般地下水含氟甚低;在蒸发作用大于降水的干旱、半干旱气候条件下的盐碱地区,浅层地下水中氟离子含量很高。河水氟离子含量一般较低,湖水氟含量变化幅度较大,温泉和地下热水中氟含量都比较高。

天然水中氟的含量与水中钠、氯离子含量及矿化度呈正相关。在酸性土壤分布区,因 pH 偏低,水中氟含量一般较低。在盐碱地区,地下水中的氟含量则比较高。在盐碱地区的同一地点,因含水层粒度不同,地下水氟含量也不同,细粒含水层中的地下水,氟离子含量比粗粒含水层中的地下水高。在地下水径流条件较好或有地表水渗入淡化的地带,地下水中氟含量较低。盐碱地区的低氟地下水往往沿河流两岸呈条带状展布。

参考文献

[1] 何世春. 北京小汤山热矿水成因初步探讨[J]. 地质论评,1965,23(5).
[2] 何世春. 饮水氟与人的健康[J]. 环境保护,1978(1).
[3] 李长荣. 内蒙古阿拉善山区基岩裂隙水的基本特征[J]. 长春地质学院学报,1983(4).
[4] 何世春. 羊八井地热田水文地球化学特征[J]. 中国地质,1983(6).
[5] 何世春. 冀中平原地下热水特征[J]. 中国地质,1984(11).
[6] 高照山. 赤峰地区高氟地下水的分布与形成初探[J]. 水文地质工程地质,1986(2).

[7] 韩清.阿拉善荒漠天然水中氟的化学地理[C]//化学地理研究文集.
北京:科学出版社,1985.

(原载于《地理科学》第7卷1987年第3期,科学出版社)

第四节　氟的富集规律

摘　要:氟中毒严重危害人体健康,是世界上主要地方病之一。它与饮水关系密切。因此,本文探讨了氟在自然界的富集规律,对寻找天然低氟水源、改善饮水环境和防治地方性氟中毒具有重要意义。
关键词:氟　富集　规律　地带性　非地带性　土壤　水

地方性氟中毒是世界上主要地方病之一,严重危害人民身体健康和生产生活,必须开展防治工作。防氟中毒必须改水。首先应考虑采用天然低氟水源,没有天然低氟水源的地方,要积极进行人工除氟。

氟在地壳中的含量和氯相近,绝大部分以萤石、氟磷灰石、冰晶石等矿石的形式存在于自然界中。自然界含氟的矿石广泛分布在酸性火成岩地区,其中以萤石最为重要。研究萤石、磷灰石等矿物以及氟在岩石、土壤和天然水中的富集规律,对寻找低氟资源和防治地方性氟中毒具有重要意义。

一、氟在岩石里的富集规律

氟在矿物中主要呈非金属离子 F^- 形式存在。它是所有元素中负电性最强的元素,对电子的亲和力强,因此与其他元素化合易于形成离子键、络阴离子、共价键。氟盐又称氟化物,常见的 CaF_2(氟石)是重要的氟化物。氟化物种类大约有150种,其中硅酸盐占42%,卤化物占22%,磷酸盐占14%,氧化物、碳酸盐、硼酸盐、硫化物占 20%。矿物中的氟含量变化在 4.9% ~ 69.2%，其中以简单氟化物及含氟络阴离子的卤化物含量最高；而萤石、氟镁石、氟硼钠石、氟硼钾石、氟硅铵石，除黄玉外的含氟硅酸盐等，氟含量均较低。经过变质作用的矿物其氟含量下降。地壳中氟的克拉克值为 625 ~ 725 ppm，是丰度较大的元素之一。

　　岩浆岩中的氟含量随着酸性增强，含量增加，如超基性岩 < 基性岩 < 中性岩 < 酸性岩。在超基性橄榄岩或纯橄榄岩中，氟含量变化在 300 ~ 400 ppm，平均为 390 ppm，含量较低。随着岩浆分异作用接近晚期，挥发酚富集，氟含量增高。所以，常在分异结晶晚期氟的含量增多。由于硅酸盐熔融体中 HF 的溶解性比水更大，HF 趋向于在岩浆晚期富集。在基性与超基性岩中，氟主要以分散形式存在于辉石、角闪石等造岩矿物中，少量存在于磷灰石中。石榴石橄榄岩及金伯利岩中，氟含量达 250 ppm，比橄榄岩约高10 倍。

　　基性喷出岩（玄武岩）中的氟含量变化在 180 ~ 540 ppm。碱性岩中氟的含量增高，在 220 ~ 12 400 ppm 变化，平均为 1 957 ppm，为中性岩中氟含量的 3 倍，比花岗岩中的氟含量高。在碱性岩中，以碱性花岗岩、碱性角闪石黑云母花岗岩、斑霞正长岩等岩石的氟含量较高，达 1 000 ~ 12 400 ppm，而霞石正长岩、正长岩较低，为 200 ~ 220 ppm。在碱性岩中，由于碱性增高，气相中的氟分离下降，使氟相对富集。因此，随着岩浆的分异，晚期挥发酚富集，氟随之增加，并且常常在分异结晶晚期氟含量增高。

　　从表 1 可知，花岗岩的氟含量在 520 ~ 4 550 ppm 变化，平均为 1 322 ppm。花岗岩氟含量大小取决于成岩时代、组分、分异程度、深度和侵入体的构造位置。在花岗岩不同岩相中，氟的含量不同，常与岩浆分异、挥发酚富集以及岩石形成时含挥发酚多少有关，多在晚期岩相中富集。

表1　不同类型岩石中氟的平均含量　（单位:ppm）

岩石类型	个数	变化范围	平均含量
橄榄岩	4	12 ~ 21	16
辉长岩	5	300 ~ 480	390
金伯利岩	1	250	
闪长岩	6	390 ~ 1 940	673
碱性岩	31	220 ~ 12 400	1 957
花岗岩	14	520 ~ 4 550	1 322
流纹岩	8	260 ~ 1 080	645
安山岩	4	210 ~ 505	361
玄武岩	12	180 ~ 540	402

　　喷出岩氟含量比深成岩低,而酸性喷出岩要比中性和基性喷出岩高。在火山喷气孔和近代火山或活动火山中可以形成大量氟化物。1906 年,维苏威火山喷发时,喷出大量氟化物和氯化铵,并形成含氟矿物:氟石、氟镁石、含氟硅镁石、金云母等。在意大利南部活火山中,喷气作用还形成氟硼钾石和氟硅钾石(K_2SiF_6)。据统计,在美国万烟谷,一年内在 77 km^2 的范围内产生的 HF 约为 200 000 t。由此可见,火山作用供给大量的氟。在岩浆作用过程中,氟大部分分散在造岩矿物及副矿物中,其中以进入云母、角闪石、萤石较多,磷灰石只占少量。在岩浆作用晚期,随着挥发酚的富集可以进一步集中,并形成较多氟矿物:萤石、磷灰石、氟碳铈矿、黄玉等。

　　在岩浆分异作用过程中,在残余熔融体溶液的伟晶岩阶段,氟可以进一步富集。伟晶岩氟含量比母岩高 5 ~ 6 倍。随着伟晶岩演化,氟在晚期阶段增加。在伟晶岩中,除分散在云母等一些造岩矿物中外,还可大量形成萤石、锂冰晶石、黄玉和电气石等独立氟矿物。

　　由于岩浆分异作用,一部分氟可残留在气成—热液阶段。在花岗岩凝固过程中,在已结晶的长石、石英矿物之间,可保存一部分粒间溶液,氟存在其中。在云英岩化花岗岩中,氟含量为 1% ~ 5%。据德国 24 个云英岩体统计,氟含量达 170 000 ~ 20 400 ppm。云英岩化作用过程是一种富挥发酚、富硅的溶液与花岗岩的作用过程。在这一过程中,氟常可组成 SiF_4 或 HF,与稀有、有色金属组成络合物 $(BeF_3)^-$ $(WO_2F_4)^{2-}$ 等,经过迁移,在岩体顶部集中成矿。因此,在云英岩体中除形成富氟矿物萤石、黄玉外,还可形成大量稀有、有色金属矿物,如铌铁矿、铌钽矿、黑钨矿、绿柱石、锡石等矿物。在石灰岩地区,含氟热液与石灰岩作用常形成萤石,而在花岗岩处接触则可形成萤石脉。

在热液作用过程中,当含矿热液沿裂隙运移时,氟成为有色金属(W、Sn、Mo)及稀有金属(Be、Nb、Ta)的主要矿化剂,以 WOF_4、SnF_4、$[BeF_3]^-$ 等可溶解性化合物的形式在热液中运移。由于高温状态下卤化物的反应或水解、温度、压力、pH 等介质条件发生变化,因此导致络合物发生分解,形成硅铍石、黑钨矿、锡石等。其反应如下:

$$SnF_4 + 2H_2O \rightleftharpoons SnO_2 + 4HF$$
$$4SiOF_2 + 2NaBeF_3 \rightleftharpoons Be_2SiO_4 + 3SiF_4 + 2NaF$$
$$WOF_4 + FeO(+MnO) + 2KAlSi_3O_8 \rightarrow$$
$$(Fe, Mn)WO_4 + Al_2SiO_4F_2 + 5SiO_2 + 2KF$$

由以上反应可知,在运移过程中,在氧化还原电位较高的条件下,含氟热液有利于黑钨矿、锡石的形成。在钨锡矿床中,上述矿物多在矿脉上部富集。此外,黑钨矿、锡石的富集常与氟的含量增加有密切关系。在钨矿床中,当萤石含量增高时,黑钨矿含量也增高。在近矿围岩中,因氟的含量升高,故氟可以作为钨、锡矿床的地球化学指标剂,参加到热液作用中,形成萤石脉,并与硫化物、黄铁矿、黄铜矿、毒砂等共生,形成有工业价值的萤石矿床。根据氟矿床形成时的物理—化学环境,笔者将氟矿床分为三大类:伟晶岩类型氟矿床、矽卡岩类型氟矿床和气成—热液状类型氟矿床。

综上所述,在岩浆中大部分物质已经结晶成各种岩石以后,剩下的只是一些残余的硅酸盐岩浆,其中溶有大量挥发性氟。这种氟具有活动性大而强的特点,能降低硅酸盐熔融体黏性和结晶温度。氟会生成极易挥发的化合物,并随同残余溶液到岩浆顶部集中,尤其在伟晶岩体的最上部,能形成各种类型的氟矿床。

二、氟在土壤里的富集规律

含氟的岩石和矿物长期受外动力地质作用,不断地遭到风化和剥蚀。

从含氟岩体风化下来的物质,经过风、水和其他作用等搬运后,堆积到当时地形低洼或海洋部位,其中较老的松散堆积物,经过漫长的地质历史时期,已经形成沉积岩。氟在沉积岩里的含量见表2。其中较新的堆积物,尤其是第四纪以来,各种外动力地质作用形成的土壤,由于各地土壤物质来源、颗粒大小、埋藏深度、气候条件和水文地质条件不同,使各地区或者同一地区、同一地点、不同深度土壤里的氟含量不同。如在豫东黄河冲积平原第四纪松散堆积物地区,在21个勘探孔剖面上采集的130个土样的分析结果表明,含氟量:黏土类>亚黏土类>亚砂土类(见表3)。在含水砂层中取了54个土样进行分析,结果表明,在极细砂、细砂、细中砂的地层结构里,氟含量随着砂层透水性增强而减少。在细砂层里的氟含量比粗砂层里的高(见表4)。在同一地区同一地点,由于土壤类型不同,氟含量也不相同。其规律是:颗粒越粗,透水性能越好,氟含量越低;颗粒越细,透水性能越差,氟含量越高。在各类土壤里,氟含量的一般规律是:黏土类>亚黏土类>亚砂土类>极细砂>细砂>细中砂>粗砂。这是因为含水砂层土里,氟含量受地下水补给、径流、排泄作用的影响,而造成了黏性土吸氟性能强,保氟性能强;而在含水砂层里氟离子迁移性能强、脱氟性能强的现象。

表2　沉积岩中的氟含量

岩石类型	氟含量（ppm）		样品数
	变化范围	平均值	
炭岩		220	98
白云岩	110～400	260	14
碳酸岩		330	
砂岩及硬砂岩	10～1 100	200	50
砂岩及硬砂岩	10～800	180	49
页岩	10～6 700	940	82
页岩	10～7 600	800	79
海洋沉积	100～1 600	1 730	79
火山灰及膨润土	100～2 900	750	270

表3　我国某地土样氟含量分析成果

类别	岩性	土样数（个）	固定性氟含量（ppm）			
			最大	最小	平均	加权平均值
黏土类	黏土	21	1 000	550	761.0	716.5
	粉质黏土	14	1 040	510	672.0	
亚黏土类	粉质重亚黏土	22	870	370	572.0	522.8
	粉质中亚黏土	13	760	230	511.0	
	粉质轻亚黏土	12	880	380	530.0	
	亚黏土	6	920	240	478.3	
亚砂土类	粉质重亚砂土	16	960	270	476.2	493.9
	粉质轻亚砂土	17	840	230	517.7	
	轻亚砂土	9	860	270	487.8	

表4 我国某地砂层里氟含量分析成果

岩石名称	土样数（个）	土氟含量（ppm）			
		最大	最小	一般	平均
极细砂	3	540	230	300～400	386
细砂	40	550	90	200～300	254
细中砂	11	480	100	100～200	190

在不同地区、不同气候条件下，各地土壤里氟含量相差也很大。在干旱、半干旱地区，由于降水量小、蒸发量大，造成了浅层地下水的大量蒸发，使接近地表的土壤形成了氟的富集层。尤其在一些低平洼地及槽形、碟形封闭洼地里，地表土壤被盐碱化的地区，往往是高氟土壤形成和分布的场所。

在盐渍化、低洼易涝盐碱地区，由于地下水埋藏浅、水力坡度小、径流滞缓，致使浅层地下水以蒸发浓缩为主。一部分浅层地下水发生蒸发浓缩以后，溶液里的氟便留在土壤里，这样，使盐碱地区表面土壤的氟含量不断增多。由于浅层地下水不断地蒸发，使水和土壤里的氟不断富集，因而，在盐碱地区形成了独特的水文地球化学条件：水和土的碱性增强，pH增大，水的矿化度增高，水中的氟离子、氯离子、硫酸根离子、钠离子和镁离子等含量增多。这样，土壤里的氟也不断富集。

因此，在干旱、半干旱气候条件下，在低洼易涝地区，在浅层地下水不断蒸发浓缩下，在大片土壤里，尤其是在颗粒比较细的土壤里，会有大量的氟富集。

三、氟在天然水里的富集规律

天然水里都含有氟。水里氟含量多少与水的种类、气候、地形地貌、地层岩性、水文地质条件和水温高低、矿化度大小、pH以及水的化学成分有密切关系。

1. 地表水的氟富集规律

1) 河水的氟富集规律

我国部分河流河水的测定结果表明,河水中的氟含量普遍偏低,通常低于 0.5 mg/L(见表5)。在干旱、半干旱气候条件下的平原地区,河流下游河水中氟离子含量比一般山区河水略高一些。但总的来看,我国绝大部分河流的河水中,氟含量都比较低。

表5 我国部分河水的氟含量

时间 (年-月)	地点	氟含量 (mg/L)	pH	水质类型
1961-03	西藏卡玛兰河水	0	4.1	$HCO_3 - Ca \cdot Na$
1964-06	湖北威宁河水	0.04	7.5	$HCO_3 - Ca \cdot Mg$
1971-09	湖南宁乡灰汤河水	0.20	7.5	$HCO_3 - Ca \cdot Na \cdot Na$
1972-03	湖南宁乡乌江水	0.14	7.3	$HCO_3 - Ca \cdot Na$
1975-06	青海唐古拉山布曲	0.17	7.7	$HCO_3 \cdot SO_4 - Ca \cdot Na$
1976-06	青海那曲河水	0.20	7.9	$HCO_3 - Ca \cdot Mg$
1979	西藏羊八井藏布曲	0.44	7.5	$HCO_3 \cdot SO_4 - Ca \cdot Na$
1979	西藏拉萨河水	0.10	7.25	$HCO_3 - Ca$

2) 湖水的氟富集规律

在长江中下游地区的一些湖泊的湖水中,氟含量与长江附近地区地表水中氟含量相差不大。在青藏高原的淡水湖中,因年平均气温低,河水和湖水主要靠冰雪融化补给,在这些水里很少溶解、溶滤各类岩石、矿物,所以水中氟含量也很低。在地下热水和矿泉水附近的湖泊,水中氟含量往往偏高。例如,我国西藏羊八井旺日错(湖水),因受羊八井地热田地下热水的影响,水中氟含量偏高。又如,我国黑龙江省五大连池因受矿泉水的影响,水中氟含量也较高(见表6)。在我国干旱、半干旱地区和一些湖盆中心,由于长期盐分积累而形成的化学沉积物,往往是氟的累积区。但因蒸发浓缩作用强烈,在个别湖水中氟含量也比较高。例如,我国阿拉善的黄羊湖,水中氟含量达 6.2 mg/L,吉格德诺尔为 9.1 mg/L,诺尔湖为 10.0 mg/L。可见,在干旱、半干旱气候条件下的湖水比湿润气候条件下的湖水氟含量高。

表6　我国部分湖水的氟含量

时间 (年-月)	地点	氟含量 (mg/L)	pH	矿化度 (g/L)	水质类型
1975-09	西藏纳木湖	0.30	7.3	0.18	$HCO_3 - Ca \cdot Na \cdot Mg$
1975-08	西藏泽光当湖	0	9.5	3.13	$CO_3 \cdot Cl \cdot SO_4 - Na$
1978-08	西藏羊八井旺日错	2.00	8.7	0.22	$HCO_3 - Na$
1975	西藏亚东多钦湖	3.75	7.7	1.39	$SO_4 - Mg \cdot Na \cdot Ca$
1975	西藏泽格丹湖	0	9.5	22.82	$CO_3 - Na$
1960-07	黑龙江省五大连池	3.4	6.4	0.18	$HCO_3 - Na \cdot Ca$

3)海水里的氟含量

河北省渤海水域氟含量为 1.08 mg/L,辽宁省兴城渤海水域氟含量为 1.00 mg/L。虽然都略低于海水中平均含量(1.30 mg/L),但含量比较稳定。这是因为分布在自然界的海洋面积大,海水量大,海水受蒸发等影响甚小的缘故。

2. 地下水的氟富集规律

地下水里也普遍含有氟。但在各地区、各种类型地下水里,或同一地区不同埋藏条件或同一埋藏深度,含水层颗粒大小、透水性不同的水里,氟含量相差也很大。

(1)在湿润气候条件下的基岩裂隙水里氟含量一般较低。例如,在我国湖南省某低山丘陵地区的 16 处井的泉水分析结果中,其中有两处泉水分别含氟 0.10 mg/L 和 0.16 mg/L,其余 14 处井的泉水均不含氟。这是由于该地处于湿润气候条件下,雨水充沛,地表水和地下水的补给、排泄和径流条件都非常好,致使各种基岩裂隙泉水里氟含量都相当低或者等于 0。

(2)在干旱、半干旱气候条件下,基岩裂隙水里氟含量一般偏高。例如,我国内蒙古阿拉善地区,位于典型的大陆性干旱、半干旱气候带,夏季炎热少雨,冬季严寒多风,基岩裂隙潜水受强烈蒸发浓缩作用,水里的氟含量多数超过饮用水标准。

(3)干旱、半干旱气候条件下的平原地区,浅层地下水氟含量特征为:①同一地质结构、不同地形地貌单元,氟含量不一。当含水层位于凹地时氟含量高;当含水层位于岗地时,氟含量低。②同一地形地貌单元、不同地质结构,氟含量也不一。在含水层次少的粗颗粒含水层里氟含量低,在含水层次多的细颗粒含水层里氟含量高。③同一地形地貌单元、同一地质结构、取水深度不同,氟含量也不一。取水深度位于含水砂层顶板以上者氟含量高,以下则低。④同一地形地貌单元、同一地质结构、同一取水深度,因水井使用程度不同,氟含量也不一。新井高,老井低;不常用的井水氟含量高,常用的井水氟含量低。

(4)在同一地区、不同水文地质条件下的地下水里的氟含量不同。例如,我国赤峰地区多年平均降水量为 370 mm,多年平均蒸发量 2 000 mm。在河谷平原潜水里氟含量一般为 1.8~2.5 mg/L,最高可达 3 mg/L;在冲湖积平原潜水里氟含量一般为1.2~2.0 mg/L,积水洼地可达 7 mg/L,最高达 8~12.5 mg/L;在湖积高平原潜水中氟含量一般为 1~2.5 mg/L,最高达 6 mg/L;在黄土丘陵孔隙水中氟含量为 4~5 mg/L;在丘陵洼地中,水的氟含量一般为 2~4.5 mg/L,最高达 17 mg/L;在酸性火山岩裂隙水里氟含量一般为 2~3 mg/L,最高可达 5 mg/L。

3. 温泉和地下热水里氟的富集规律

地下水温低,水里的氟含量低。例如,我国黑龙江省克山县 8 口地下水井,水温 2 ~ 6.5 ℃,水里氟含量高的为 0.14 mg/L,其中有 5 口井水里氟含量是 0。地下水温高,水里的氟含量高。从我国大量温泉和地下热水水质分析资料可知,在温泉和地下热水里氟含量普遍比较高(见表7)。因为自然界里的所有含氟矿物,在水的溶滤、溶解作用下,都是随水温增高而加强。因此,在同一地区、同一地点,所有温泉或地下热水里的氟含量都比一般温度的地下水里氟含量高。根据这一特征,可以把氟作为地下热水的标志元素之一,有些地区利用冷、热水中的氟含量差别,寻找地下热水和圈定未知地热田的范围。

表7　我国一些温泉和地下热水中的氟含量及水质类型

样点	氟含量 (mg/L)	水温 (℃)	pH	矿化度 (g/L)	水质类型
北京小汤山温泉	7.00	46	6.7	0.45	$HCO_3 - Na \cdot Ca$
河北平山温泉	7.50	64	6.9	1.67	$Cl \cdot SO_4 - Na$
湖南灰汤温泉	9.80	86	8.8	0.2	$HCO_3 \cdot CO_3 - Na$
江西宜春温泉	1.60	66	7.65	0.18	$HCO_3 - Na$
广西象州温泉	0.24	78	7.55	0.63	$SO_4 \cdot HCO_3 - Ca$
广东东山湖温泉	9.40	73	7.64		$Cl - Na$
辽宁汤岗子温泉	16.0	71	9.13	0.48	$SO_4 \cdot Cl - Na$
辽宁熊岳温泉	9.5	88	7.8	0.98	$Cl \cdot SO_4 - Na$
河南临汝温泉	7.8	63	7.30	1.9	$SO_4 \cdot Cl - Na$
青海唐古拉温泉	3.4	69	7.25	1.29	$SO_4 \cdot HCO_3 - Na$
云南腾冲硫黄塘	20.0	102	8.1	2.93	$Cl \cdot HCO_3 - Na$
西藏羊八井温泉	8.0	86	7.2	1.8	$Cl - Na$

由此可见,各种含氟的岩石和矿物,在水的溶滤作用下溶解于水。自然界中各种水的氟含量可以相差很大,除与岩石里氟的绝

对含量和含氟矿物的溶解度有密切关系外,与水的温度、矿化度、化学组分、Eh 值、pH 等也有一定的关系。温泉和地下热水的氟含量比同一地区其他水的氟含量高。含水岩体矿物组合是影响水中氟离子来源的主要因素。地下水中氟含量变化与地层岩性、水文地质条件变化一致。在蒸发作用大于降水的干旱、半干旱的盐碱地区,随着浅层地下水中钠、氯离子含量和矿化度的增高,水里氟的含量也普遍较高。在温泉和地下热水里氟含量高,不能饮用。饮用水氟含量为 0.5～1.0 mg/L 比较合适。饮用水里氟含量过高或过低时,对人体健康都有影响,所以应该进行必要的处理或改变水源。

四、寻找低氟水源方向

寻找和开发利用低氟水源是防治地方性氟中毒的根本措施。寻找低氟水源可以从以下几个方面考虑:在没有良好饮用水的地下水源地区,可以合理利用合乎饮用水水质标准的江、河、湖水;寻找古河道地带地下水,开辟生活饮用水源;顺江河地表水体寻找成条带状分布的低氟地下水。

在干旱、半干旱及盐碱地区局部地段的浅层高氟地下水以下,因受地表水体的影响,往往有低氟地下水存在。这些地方的地下水埋藏较深、透水性较好、水量丰富、水质合乎饮用水质标准,可以作为生活饮用水水源开发。如我国山西省太原市清徐、交城地区,根据地下水的氟含量在垂向上有随深度增加而逐渐减少的趋势(见表8),找到了较好的水源。

表8 我国某地地下水埋藏深度与氟含量

地下水埋藏深度(m)	地下水氟含量(mg/L)
0～50	<5
50～150	0.5～5
150～400	<1.0

由表8可知,只要埋藏深度大于150 m的地下水,水里氟含量就可达到饮用水水质标准。笔者调查了太原市清徐、交城几个村庄,凡是250~300 m深的井水,氟含量均达到饮用水标准。

我国的浅层高氟地下水分布面积广,在一些地方,中、深埋藏深度的地下水氟含量也偏高。尤其在干旱、半干旱的内陆盆地、沿海地带和吉林、内蒙古、河南、河北、江苏、宁夏、天津等盐碱地区,是我国今后主要防氟病改水源的重点地区。

五、结论

根据氟矿床形成时的物理—化学环境,将氟矿床划分为三大类:①花岗伟晶岩类型氟矿床;②矽卡岩类型氟矿床;③气成—热液脉状类型氟矿床。各种氟矿床和含氟岩石、矿物在溶滤作用下溶解于水,其分布是有规律的。氟在天然水、土中分布和富集规律,可分为地带性和非地带性两种情况。地带性氟的分布与气候、地形地貌、土壤、酸碱性质和天然水的种类、地下水的埋藏深度以及水的温度、pH、矿化度、水化学成分等均有着密切的关系;非地带性氟主要分布在温泉、地下热水、火山和含氟矿床等地区。

自然界各种水、土里的氟含量相差很大。在湿润气候条件下,一般地区水、土里氟含量甚少。在蒸发量大于降水量的干旱、半干旱气候的盐碱化地区,浅层地下水和土中氟含量高。河水氟含量低。海水氟含量稳定。各地区湖水氟含量不同。温泉和地下热水氟含量高。酸性土壤氟含量低,碱性土壤氟含量高。在同一地区、同一埋藏深度,透水性好的含水层的水里氟含量低,透水性差的含水层的水里氟含量高。由于地下水中含氟量高,没有良好生活饮用水的地区,可以开发利用江、河、湖水,古河道地带的地下水,受地表水体渗透影响的氟含量低的地下水和干旱、半干旱地区某些埋藏比较深的低氟地下水,来作为生活饮用水水源。

参考文献.

[1] 刘英俊,曹励明,等. 元素地球化学[M]. 北京:科学出版社,1984.

[2] 何世春. 北京小汤山热矿水成因初步探讨[J]. 地质评论,1965,23
    (5):365.

[3] 何世春. 饮水氟与人的健康[J]. 环境保护,1978(1).

[4] 韩清. 阿拉善荒漠天然水中氟的化学地理[C]∥化学地理研究文集.
    北京:科学出版社,1985.

[5] 高照山. 赤峰地区高氟地下水的分布与形成初探[J]. 水文地质工程地
    质,1986(2).

[6] 何世春. 我国一些天然水中的氟[J]. 地理科学,1987,7(3).

[7] 何世春. 羊八井地热田水文地球化学特征[J]. 中国地质,1983(6).

（原载于《华东地质学院学报》第 13 卷第 1 期,1990 年）
该文章被河南地质学会评为 1986～1987 年度二等优秀论文。

第五节　自然界氟的富集规律及防治氟病与改水

地方性氟中毒是严重危害人民身体健康的地方病之一。长期饮用氟含量过高的水,患者会骨骼变形,腰椎弯曲,疼痛难忍,甚至瘫痪。据调查,氟病遍及我国 28 个省、市,病区涉及 1 095 个区（县）、125 817 个村（屯）。病区人口总数 8 561 万,氟斑牙病患者 3 753 万人,氟骨症患者 172 万人,因此搞好氟病防治工作,是关系到保护人民健康、发展生产和造福子孙后代的大事。

新中国成立 40 年来,防治氟病工作取得了很大成绩。例如某市开展了饮用水氟含量大普查,据初步统计,在 1 689 眼深水井中,氟含量为 1.10～8.00 mg/L,饮用高氟水人口达 140 万,他们不同程度地受到氟的危害。面对这种情况,国家很快就给该市解决了合乎生活饮用水水质标准的新水源。又如吉林省某地过去是有名的重氟病区,在 700 多人中有 300 多人患病,十几人瘫痪。1973 年以来,打了深井以后,情况大为改善,原来十几名瘫痪病人站了起来,粮食也达到了高产。还有河北省某地居民因长期饮用氟含量为 8.30～14.90 mg/L 的温泉水,许多人患有严重的斑釉齿症,不少人有腰腿疼病,其中老年人占多数,斑釉齿症在当地小学生中也可见到。近年因改饮井水,患腰腿疼病的人减少了。以上实例说明,地方性氟病是可以防治的。

氟在自然界的富集是有规律的。氟在矿物中主要以非金属离子 F⁻ 形式存在。它是所有元素中负电性最强的元素,对电子的亲和力强,因此与其他元素化合易于形成离子键、络阴离子、共价键。氟盐又称氟化物,常见的 CaF_2(氟石)是重要的氟化物,氟化物大约有 150 种,其中硅酸盐占 42%,卤化物占 22%,磷酸盐占 14%,氧化物、碳酸盐、硼酸盐、硫化物占 20%。岩浆岩中的氟含量随着酸性增强而增加,即超基性岩＜基性岩＜中性岩＜酸性岩。经过变质作用的矿物,其氟含量下降。根据氟矿床形成时的物理—化学环境,笔者将氟矿床分为三大类:伟晶岩类型氟矿床、矽卡岩类型氟矿床和气成—热液状类型氟矿床。含氟的岩石和矿物长期受外动力地质作用,不断遭到风化和剥蚀。从含氟岩体风化下来的物质,经过风、水和其他作用等搬运后,堆积到当时地形低洼或海洋部位,其中较老的松散堆积物,经过漫长的地质历史时期,已经形成沉积岩;其中较新的堆积物,尤其是第四纪以来,各种外动力地质作用形成的土壤,由于各地土壤物质来源、颗粒大小、埋藏深度、气候条件和水文地质条件不同,使各地区或者同一地区、同一地点、不同深度土壤里的氟含量不同。其规律是:颗粒越粗,透水性能越好,氟含量越低;颗粒越细,透水性能越差,氟含量越高。在各类土壤里,氟含量的一般规律是:黏土类 > 亚黏土类 > 亚砂土类 > 极细砂 > 细砂 > 细中砂 > 粗砂。在不同地区、不同气候条件下,各地土壤里氟含量相差很大。在干旱、半干旱地区,由于降水量小、蒸发量大,造成了浅层地下水的大量蒸发,使接近地表的土壤里形成了氟的富集层。尤其在一些低平洼地及槽形、碟形封闭洼地里,地表土壤被盐碱化的地区,往往是高氟土壤形成、分布的场所。在盐渍化、低洼易涝盐碱地区,由于地下水埋藏浅,水力坡度小,径流滞缓,致使浅层地下水以蒸发浓缩为主,一部分浅层地下水发生蒸发浓缩以后,溶液里的氟便留在土壤里。这样,使盐碱地区表面土壤的氟含量不断增多。由于浅层地下水不断蒸发,使水和土壤里的氟不断富集,因而在盐碱地区形成了独特的水文地球化学条件:水和土的碱性增强,pH 增大,水的矿化度增高,水里的氟离子、氯离子、硫酸根离子、钠离子和镁离子等含量增多。这样,土壤里的氟也不断富集。因此,在干旱、半干旱气候条件下,在低洼易涝地区,在浅层地下水不断蒸发浓缩下,大片土壤里尤其是颗粒比较细的土壤里,会有大量的氟富集。

天然水里几乎都含有氟。水里氟含量多少与水的种类、气候、地形地貌、地层岩性、水文地质条件和水温高低、矿化度大小、pH 以及水的化学成分有密切关系。通过测定我国部分河流河水可知,河水中的氟含量普遍偏低,通常低于 0.5 mg/L。在干旱、半干旱气候条件下的平原地区,河流下游河水中氟离子含量比一般山区河水略高一些。但总的来看,中国绝大部分河流的河水中,氟含量都比较低。在长江中下游地区一些湖泊的湖水中,氟含量与长江附近地区地表中氟含量相差不大。在青藏高原的淡水湖中,因年平均气温低,河水和湖水主要靠冰雪融化补给。在这些水里很少溶解、溶滤各类岩石、矿物,所以水中氟含量也很低。在地下热水和热矿泉水附近的湖泊,水中氟含量往往偏高。在干旱、半干旱气候地区和一些湖盆中心,由于长期盐分积累而形成的化学沉积物聚集区,往往是氟的累积区,在一些湖水中氟含量比较高。海水里的氟含量比较稳定。在地下水里普遍含有氟,但在各地区各种类型地下水里,或同一地区不同埋藏条件或同一埋藏深度,含水层颗粒大小、透水性不同的水里,氟含量相差很大。在湿润气候条件下的基岩裂隙水里氟含量一般较低。例如中国湖南省某低山丘陵地区的 16 处井、泉水分析结果,其中有 2 处泉水分别含氟 0.10 mg/L 和 0.16 mg/L,其余 14 处井、泉水均不含氟。在干旱、半干旱气候条件下,基岩裂隙水里氟含量一般偏高,多数超过饮用水标准。干旱、半干旱气候条件下的平原地区,浅层地下水氟含量特征:①同一地质结构、不同地形地貌单元,氟含量不一。当含水层位于凹地时,氟含量高;当含水层位于岗地时,氟含量低。②同一地形地貌单元、不同地质结构,氟含量不一。在含水层次少的粗颗粒含水层里,氟含量低;在含水层次多的细颗粒含水层里,氟含量高。③同一地形地貌单元、同一地质结构,取水深度不同,氟含量也不同。取水深度位于含水层顶板以上者氟含量高,以下则低。④同一地形地貌单元、同一地质结构、同一取水深度,因水井使用程度不同,氟含量也不一样。新井高,老井低;不常用的井水氟含量高,常用的井水氟含量低。地下水温低,水里的氟含量低。例如中国黑龙江省克山县 8 口地下水井,水温 2 ~ 6.5 ℃,水里氟含量高的为 0.14 mg/L,其中有 5 口井水里氟含量为 0。地下水温高,水里的氟含量高。从中国大量温泉和地下热水水质分析资料可知,在温泉和地下热水里氟含量普遍比较高。

寻找和开发利用低氟水源是防治地方性氟病的根本措施。寻找低氟水源可以从以下几个方面考虑:在没有良好饮用水的地区,可以开发利用符合水质标准的江、河、湖水;寻找古河道地带地下水,开辟生活饮用水源;顺江河地表水体寻找成条带状分布的低氟地下水。因干旱、半干旱及盐碱地区局部地段的浅层高氟地下水以下,往往有低氟地下水存在,这些地方的地下水埋藏相对较深,透水性较好,水量丰富,一般来说水质合乎饮用水水质标准,可以作为生活饮用水水源开发。

参考文献

[1] 全国生活饮用水水质和水性疾病调查组. 全国水性疾病调查总结[J]. 环境与健康杂志,1990,7(3).
[2] 何世春. 饮用氟与人的健康[J]. 环境保护,1978(1).
[3] 韩清. 阿拉善荒漠天然水中氟的化学地理[C]//化学地理研究文集. 北京:科学出版社,1985.
[4] 何世春. 我国一些天然水中的氟[J]. 地理科学,1987,7(3).
[5] 何世春. 氟的富集规律[J]. 华东地质学学报,1990,13(1):88-97.

该文章被郑州市科学技术协会评为 1992 年度一等优秀学术论文。

Concentration Laws of Natural Fluorine, Control of Fluorine-related Diseases and Water Refinement

Local fluorine-poisoning is one of the endemic diseases that threatens human life. Those who constantly drink water with too much fluorine tend to suffer skeleton deformation, bended lumbar vertebra which cause great pain, or even the paralyze. Recent surveys have shown that fluorine-related diseases spread over 1 095 regions and counties, and 125 817 villages of 28 provinces and cities. The total number of victims reaches 85. 61 million including 37. 53 million fluorine spot teeth patients and 1. 72 million fluorine bone patients. Apparently, how important it is to control such diseases to protect people from being harmed, to promote production and to benefit future generations.

During the fourty years since new China was founded, a lot has been done in this respect. For instance, a city made a general fluorine-content survey on the drinking water of 1 689 deep wells, finding that it fluctuates in a range between 1. 10 and 8. 00 mg/L, and as many as 1. 40 million local residents drink water with high fluorine content. Then the government helped the city administration find a new water source up to the standard. Another example is in a place in Jilin Province, which used to be fluorine-stricken area, over 300 out of 700 inhabitants suffered from fluorine-related diseases including ten more patients paralyzed. The situation has greatly changed since 1973 when deep wells were dug. As a result, the paralyzed can now stand on their feet, and the grain production has increased. Also in some place in Hebei Province, people drink hot spring water with fluorine content as high as 8. 30 ~ 14. 90 mg, many have serious specked teeth while some others have aching back and legs, particularly the old. Specked teeth have been found even in the school children. In recent years, however, the number of patients have been reduced only because the drinking water quality has been improved. The above examples suggest convincingly that fluorine-related diseases can be controlled.

Fluorine concentration in nature is found controlled by certain laws. Fluorine that is contained in minerals exists in the form of non-metal lic- ion F^-. As it is an element with the strongest negative electricity and has the strongest affinity with electrons, while combined with other element, it tends to form ionic bond, anionic complex and covalent bond. Fluorite is also referred to as fluoride. The most common fluoride is CaF_2 (fluorite). There are about 150 fluorides, 42% of which are silicates, 22% halogenides, 14% phosphates, and 20% oxides, carbonates, borates and sulfates. The fluorine content in magnetic rocks increases as acidity increases, i. e. ultrabasic rock < basic rock < mesotype rock < acid rock. Fluorine content decreases when mineral undergoes metamorphism. Fluorine deposits are divided into three types according to the physicochemical environment when the fluorine bed was formed, pegmatite type, scarn type and pneumatolytic-hydrothermal type. Fluorine-bearing rocks and minerals under long exodynamic process experienced constant weathering and denudation. The substances from weathered fluorine-bearing rock bodies accumulated, due to the transportation by wind, water and other agents, in depressed or oceanic sections. The older accumulated sediments had formed sedimentary rocks in the long geological period, whereas the newer ones, especially soils formed by exodynamic process since Quaternary contained different fluorine owing to different material source, grain size, burial depth, climatic and hydrogeologic conditions in different localities and the same locality or at different depths. The regularity is: the more course-grained and the better permeable, the lower the fluorine content; the more fine-grained and the less permeable, the higher the fluorine content. Fluorine content in soils follows the regularity as: clay > loam > extremely fine sand > fine sand > fine-medium sand. Fluorine content in soils varies greatly in different regions and under different climates. In arid and semi-arid areas, fluorine concentrations are formed in surface soils due to considerable evaporation of shallow groundwater caused by small precipitation and large evaporation rate. Particularly, lowlands, trough-and butterfly-shaped close depressions, areas where surface soils have been salinized are usually of high-fluorine. In salinized and waterlogging lowlands, shallow groundwater undergoes mainly evaporation and concentration due to small water slope and sluggish runoff. In such case, fluorine that is contained in part of the groundwater remains in the soil, constantly increasing the fluorine content in the surface soil. This process leads to unique hydrologic geochemical conditions: increasing alkali, pH value, water mineralization, and fluorine, chlorine, HSO, sodium and magnesium ions. In this way, fluorine continually concentrates in soil. Thus, considerable fluorine concentrations can be found in soils, especially fine-grained soils of waterlogging lowlands because of constant evaporation and concent ration of shallow groundwater under arid and semi-arid climates.

Fluorine is found almost everywhere in natural water. Its content is somewhat related to the type of water, climate, topography, lithology, hydrogeologic conditions, water temperature, pH value and the chemical composition of water. Analysis of some river water ofChina has shown that fluorine content is usually less than 0. 5% mg/L. In arid and semi-arid plain areas, fluorine ion content is slightly higher in downstream water than in mountainous river. But on the whole, fluorine content in majority rivers of China is generally low. The fluorine content in lakes in the middle and lower reaches of Yangtze River is about the same as that in the surface water of Yangtze River areas. Fresh-water lakes on Qinghai-Tibet Plateau are supplied by ice and snow, the annual average temperature is rather low. Here rocks are rarely solved and there is little fluorine in water. On the contrary, fluorine content in geothermal water or hot spring is always high. Chemicals deposited due to long salt accumulation in arid and semi-arid areas and lake basin centers are always the fluorine accumulation sections. Fluorine content in seawater is stable. Fluorine exists everywhere in groundwater, but varies in amount in different regions or in the same regions yet with different conditions as stated above. Fluorine content in bedrock fissures under wet climate is usually low. For instance, analysis was made for 16 wells and springs in a hilly region of Hunan Province. The result showed two of the springs fluorine content 0. 10 and 0. 16 mg/L respectively, while the other 14 wells and springs contained no fluorine at all. In the bedrock fissure water under arid and semi-arid climates, however, fluorine content is rather high. In plain areas under arid and semi-arid climates, fluorine content in shallow groundwater has the following features: ①It varies in the same geologic structure but with different topographic-geomorphologic units. It is high when the acquifer is located in the depression, and low on highland. ②It varies in the same topographic-geomorphologic unit but with different geologic structures: it is low in the course-grained acquifers with few acquifers, and high in the fine-grained acquifer with many acquifers. ③Fluorine content varies in the same topographic-geomorphologic unit and geologic structure but at different depths: it is high when water samples are taken at a depth above the acquifer roof, and low under the roof. ④Fluorine content varies in the same topographic-geomorphologic unit and geological structure at the same depth but with wells used for different periods of time: it is high in new wells and low in old ones; high in rarely used wells and low in frequently used ones. Fluorine content is low in low-temperature groundwater. For example, in 8 groundwater wells at Keshan County of Heilongjiang Province, water temperature is 2 ~ 6. 5 ℃ and fluorine is 0. 14 mg/L. 5 of the wells contain no fluorine. Fluorine content in high-temperature groundwater is high. Analysis shows that there is generally high fluorine content in hot springs and geothermal water of China.

The most important measure of controlling localfluorine-related diseases is to find and develop low-fluorine water sources. There are some considerations to achieve this goal: to reasonably utilize qualified drinking water from rivers and lakes when are hardly any other good water sources; to find groundwater along the old river course; to look for low-fluorine groundwater that is distributed in banded form in the surface water body along rivers. Low-fluorine groundwater invariably exists under the high-fluorine groundwater in some sections of the arid, semi-arid and salinized areas, where the groundwater rather deeply buried, is of good permeability, in abundance and of good quality for drinking.

（此论文摘要原载于"计算机在地学中的应用国际讨论会"，1991 年）

第六节 建议生活饮用水氟离子含量以 0.7 mg/L 为最佳标准

地方性氟中毒是世界上广泛流行的地方病之一,严重危害人民身体健康。长期饮用氟含量过高的水,患者发生骨骼变形,腰椎弯曲,疼痛难忍,甚至瘫痪。正如有人说的那样:"氟中毒病人是抬头看不见蓝天,低头看不见脚尖,左顾右盼周身转。"据调查,氟病遍及我国 28 个省、市,病区涉及 1 095 个区、县,125 817 个村屯。病区人口总数 8 561 万人,氟斑牙病患者 3 753 万人,氟骨症患者 172 万人。由于氟病是一个严重危害人民健康的突出问题,为此搞好我国氟病防治工作,是关系到发展生产、造福子孙后代的大事。

氟中毒地方病发病慢、容易不被引起重视,会给防治工作增加困难。防治工作的重要问题是科研走在前面,为防治工作提供先进技术指导。党中央和国务院对防治地方病工作是极为重视的。为了加强党对防治地方病工作的领导,早在1960年,党中央就批准成立了中共中央北方防治地方病领导小组。新中国成立以来,我国防治地方病工作取得了很大成绩。例如,××市开展了饮用水氟含量大普查。据初步统计,在1 689眼深水井中,氟含量波动在1.10~8.00 mg/L,饮用高氟水人口达140万人,他们不同程度地受到氟病的危害。面对这种情况,国家很快就给××市解决了合乎生活饮用水水质标准的新水源。又如吉林省××县某地过去是有名的重氟病区。在七百多人中有三百多人患病,十几人瘫痪。1973年以来,打了深井以后,面貌大为改观,使原来十几名瘫痪病人站了起来,粮食也达到了高产。另外,在河北省××县某地,因长期饮用氟含量为8.30~14.90 mg/L的温泉水,许多人患有严重的斑釉齿症,不少人有腰腿疼病,其中老年人占多数。斑釉症在当地小学生中也有见到。近年因改饮民井水,患腰腿疼病的人才减少[1]。以上实例说明,地方性氟中毒是可以防治的。

氟中毒在自然界里的分布是有规律的。因为自然界所有地表水和地下水里几乎都含有氟,所以氟在天然水中的分布可分为地带性和非地带性两种情况。地带性氟的分布是与气候、地形地貌、土壤酸碱性质和天然水的种类、地下水的埋藏深度、水的温度、pH、矿化度、水化学组成等均有着密切的关系;非地带性氟主要分布在温泉、地下热水、火山和氟矿床等有关的地区[2]。

在我国河水里氟含量普遍偏低,每升水里含氟量一般小于0.5 mg。例如,我国西藏拉萨河水每升水里含有0.10 mg氟离子;长江源头青海省唐古拉山北坡布曲河水,每升水里含有0.17 mg氟离子;湖南省宁乡县灰汤乌江河水,每升水里含有0.114 mg氟离子等。河水含氟量偏低,是由于河水是流动的。河流上游地表水源源不断地往下游流动,而补给河流上游的水源是大气降水。

我国湖水里氟的含量因受气候、地形、河流等影响变化很大。分布在我国长江中、下游流域的一些湖水含氟量与附近的江、河水含氟量相差不大。但分布在我国西北干旱半干旱气候条件下的一些湖水,因长期蒸发浓缩作用的结果,湖水里的氟含量很高,例如,我国阿拉善黄羊湖水含氟量为 6.2 mg/L,吉格德诺尔湖为 9.1 mg/L,诺尔湖为 10.0 mg/L。

海水氟含量稳定。我国进行的渤海海水两次水质化验分析,氟含量分别为 1.00 mg/L 和 1.08 mg/L。这是因为分布在自然界的海洋面积广、海水量大、海水受蒸发浓缩作用后,含氟量受到的影响是微不足道的。

一般在地下水里普遍含有氟,但在各地区各种类型地下水里,氟含量相差很大。在湿润气候条件下的基岩裂隙水里,一般含氟量很低。例如,我国湖南省某低山丘陵地区 16 处井、泉水中,只有两处泉水含有氟(分别为 0.10 mg/L 和 0.16 mg/L)外,其余 14 处井、泉水均不含有氟。这是因为湖南省处于湿润气候条件下,雨水充沛,在低山丘陵地区,地表水和地下水的径流和排泄条件都非常好,致使各种基岩裂隙泉水里氟的含量都相当低或者等于 0。在干旱半干旱气候条件上的基岩裂隙水里一般含氟量比较高。例如,我国内蒙古阿拉善地区位于典型的大陆性干旱、半干旱气候带,夏季炎热少雨,冬季严寒多风,基岩裂隙潜水受蒸发浓缩作用强烈,水里含氟量多数超过生活饮用水卫生标准。又如我国赤峰地区属于干旱半干旱大陆性气候,多年平均降水量 370 多 mm。河谷平原潜水含氟量一般为 1.8~2.5 mg/L,最高可达 8 mg/L;冲湖积平原潜水含氟量一般为 1.2~2 mg/L,积水洼地可达 7 mg/L,最高达 8~12.5 mg/L;湖积高平原潜水含氟量一般为 1~2.5 mg/L,最高达 6 mg/L;黄土丘陵孔隙水含氟量为 4~5 mg/L。在丘间洼地,水中含氟量一般为 2～4.5 mg/L,最高达 17 mg/L;酸性火山岩裂隙水含氟量一般为 2～3 mg/L,最高达 5 mg/L[3]。

影响氟在地下水里富集的因素很多,其中主要有气候、地形地貌、地层条件。

(1)气候条件:在干旱、半干旱的大陆性气候条件下,多年平均降水量远远小于多年平均蒸发量的地区,由于蒸发量远远大于降水量,蒸发成了浅层地下水的主要排泄方式,强烈蒸发浓缩作用的结果,使浅层地下水和包气带内有大量氟的富集。

(2)地形地貌条件:在地形低平洼地,尤其是一些槽形、碟形封闭洼地里,凹地地形是高氟水形成与赋存的良好场所。由于凹地中地势低洼,水位埋藏浅,水力坡度小,地下水径流甚为迟缓,是涝碱相随,碱性土壤发育,地表盐渍化,水里含氟量高,人和牧畜长期饮用造成氟病严重分布的地区。在干旱、半干旱气候条件下,浅层高氟水分布与地形地貌关系有以下特征:

①同一地质结构,不同地形地貌单元,氟含量不一。当含水层位于凹地、掩埋凹地时,水中氟含量高;当含水层位于岗地时,水中氟含量低。

②同一地形地貌单元、不同地质结构,水中氟含量不一。在含水层次少的地带,水中氟含量低,在含水层次多的地带,水中氟含量高。

③同一地形地貌单元、同一地质结构、取水深度不同,水中氟含量不一。取水深度位于含水砂层顶板以上者,水中氟含量高,以下则低。

④同一地形地貌单元,同一地质结构,同一取水深度,因水井使用程度不同,水中氟含量不一,新井高,老井低,不常用的井,水中氟含量高,常用的老井,水中氟含量低。

(3)水文地质条件:地下水埋藏浅,水力坡度小,水平径流滞缓,以蒸发浓缩作用为主,有利于氟的富集。天长日久,日积月累,蒸发浓缩作用的结果,增加了地下水中氟的含量,易于浅层高氟地下水的形成。

(4)地层岩性条件:在同一地点、同一埋藏深度,各类土、砂层含氟情况是:黏土类 > 亚黏土类 > 亚砂土类 > 极细砂 > 细砂 > 粗中砂 > 粗砂。土壤碱性越强,浅层地下水埋藏的越浅,含水层颗粒越细,水的蒸发浓缩作用越强,越有利于高氟水的形成。

(5)水文地球化学条件:在盐渍化、苏打化凹地,低洼易涝盐碱地,掩埋凹地的碱性土壤环境是浅层地下高氟水富集有利的水文地球化学环境。在干旱、半干旱气候条件下,由于浅层地下水的蒸发作用,水里 Na^+、SO_4^{2-} 等离子含量增加,水的矿化度增高。pH 大的碱性环境,有利于土壤积盐、脱盐,易形成富集地层和富氟盐渍土,增强了土壤对氟的吸附和浓缩,为水、土氟的富集提供了场所。

(6)水的温度条件:在其他条件相同的情况下,地下水的温度越低,水中氟的含量越少;地下水的温度越高,水中氟的含量越多。从大量温泉和地下热水水质分析资料可知,在温泉和地下热水里氟的含量普遍比较高[4]。因为所有含氟矿物在水的溶滤、溶解作用下,都是随水温增高而增多的。

通常生活饮用水氟含量以 0.5 ~ 1.0 mg/L 为宜,0.7 mg/L 为最佳标准。如果水里氟含量过高或偏低,饮用时间长了对人体健康都是不利的。长时期饮用氟含量过高的水会发生氟中毒。地方性氟中毒的流行特征是,饮用水含氟量越高,氟骨症的发病率越高,而且病情也越严重。饮高氟水年限越长,病情越严重。氟骨症发病率,外地迁入者比当地人高和严重。预防氟中毒的根本措施是改良饮用水水质。改良水质可以采用改换水源和降低饮用水含氟量到合乎饮水标准两种方法。前者在一些地区可采用打深井的办法改换水源;后者可投放某些化学药物使水中氟离子浓度降低。

参考文献

[1] 何世春. 饮水氟与人的健康[J]. 环境保护, 1978(1).

[2] 何世春. 饮用水源与氟病防治[J]. 中国地质报, 1989(9).

[3] 高照山. 赤峰地区高氟地下水的分布与形成初探[J]. 水文地质工程地质, 1986(2).

[4] 何世春. 我国一些天然水中的氟[J]. 地理科学, 1987, 7(3).

该文章被郑州市科学技术协会评为 1992 年度二等优秀学术论文。

第四章 天然优质饮用矿泉水是人类理想的饮用水

第一节 珍贵的雪华山含锌矿泉水

一、矿泉水附近自然概况

芦沟雪华山矿泉水位于河南省新密市岳村乡。地理坐标为东经 113°28′~113°32′,北纬 34°20′~34°31′,在郑州市西南附近。

该泉水位于新密市盆地东北部丘陵地带,海拔 200~400 m。西部尖山、五指岭为中低山,海拔 800~1 200 m,东部地势平缓,海拔 150 m 左右。区内属大陆性半干旱气候,多年平均气温 13~15℃,多年平均降水量为 624.35 mm,集中在 7、8、9 三个月。

二、矿泉水区域水文地质

矿泉水区有三种类型的地下水:第一种类型是松散岩类孔隙水,含水层主要是第四纪冲洪积砂砾石层,含水量各地不一;第二种类型是碎屑岩类裂隙水,含水层主要由厚薄不等的砂页岩组成,地表多被第四纪黄土覆盖,地下水补给条件差、富水性差;第三种类型是岩溶裂隙水,主要分布在寒武纪、奥陶纪、石炭纪石灰岩、白云岩地层中,是矿泉水地区重要的补给含水层。因地形地貌条件和地质构造部位不同,岩溶裂隙发育程度不均一,岩溶裂隙水富水程度各地差异较大。在局部构成断裂破碎地点,地下水富集并流出地表形成上升泉。泉水化学成分上属重碳酸钙镁型,pH 为 7.15~7.63,矿化度为 0.3~0.5 g/L。泉水流量为 5~25 t/h,日出水量为 1 920 t/d,年可采量为 70 万 t。

魏砦正断层及其周围大大小小的断层是芦沟矿泉水形成的主要地质构造条件。该断层位于芦沟矿区南部,长 25 km,呈北西走向,倾向北东,倾角 31°~67°,断距 100 多 m,断层带宽 10~60 m,岩体破碎,是地下水的良好通道,是芦沟矿泉水形成的主要断层。

三、矿泉水化学特征

芦沟矿泉水无色、无味、无臭,清澈透明,味甘质纯。饮用天然矿泉水界限指标:水中锶含量为 0.34~0.37 mg/L、偏硅酸为 27.5 mg/L。另外,水中还含有微量的锌和硒,锌为 0.037 mg/L、硒为 0.003 1 mg/L。不含有镉、铬、汞、砷等有害元素。矿泉水中的铅、酚类化合物、氰化合物、大肠杆菌、细菌总数、亚硝酸盐均在国家限量标准之内,符合饮用矿泉水国家标准。

四、珍贵的含有锌和硒的矿泉水

雪华山矿泉水中含有锌、硒等极为珍贵的微量元素。锌是生命元素。当前国内外研究已经证明,人体缺锌会引起许多疾病,如侏儒症、糖尿病、高血压、男性不育等疾病。锌的缺乏还可引起先天畸形,目前所发现的典型的侏儒症,主要是缺锌影响脑、心、胰、甲状腺的正常发育所致。此外,缺锌还可引起智力缺陷和神经机能异常,造成智力低下,学习能力下降,条件反射不易形成。据有关资料,全国有 1/3 儿童缺锌。根据 1973 年世界卫生组织推荐的标准,锌的正常需求量是:成人每天 2.2 mg,孕妇 2.5~3.0 mg,乳母 5.45 mg。当然,摄入过量的锌对人体亦有不利影响。

硒是人体必需的营养元素。人体缺硒容易产生多种疾病,例如高血压引起的心脏病、克山病、癌症、蛋白质营养不良等。硒不仅可预防镉中毒,而且对汞的毒性有明显的对抗作用。研究发现,高硒地区心血管、脑血管和高血压心脏病死亡率显著低于低硒地区。在我国克山病流行区,环境中的硒含量都显著低于非病区。克山病病区的分布特点与内外环境中的低硒分布是一致的。硒还有减少胃癌、肠癌、肝癌发病的作用。但在某些硒含量特别高的地区,居民会发生硒中毒。雪华山矿泉水含有适量的锌和硒,经常饮用可使婴幼儿健康成长、青少年身高体壮、中老年延年益寿,尤其是孕妇常饮可使胎儿正常发育,具有良好的保健作用。

（原载于 1999 年第 3 期《地球》,地质出版社）

1997 年 5 月 1 日后,笔者被郑州市雪华山矿泉水公司聘为顾问。

第二节　郑州三李天然优质饮用矿泉水

40 多年来,笔者对全国 20 多省(自治区、直辖市)矿泉水调查研究发现,郑州三李矿泉水在全国是数得着的,是河南省最好的,是自然界真正的天然优质饮用矿泉水。三李矿泉水好就好在水质好、水量大、容易开采、无污染。

第一,水质好。

矿泉水中钙、镁离子含量多,钾、钠离子含量少,重碳酸根离子含量多,硫酸根和氯离子含量少,矿化度和总硬度理想,是含有游离 CO_2 的中性(pH 为 7.1)优质天然矿泉水。

三李矿泉水含有多种对人体健康有益的微量元素。例如氟离子,每升水里含有 0.74 mg,这个含量接近国内外饮用水含氟量最佳标准。我国饮用水氟化物含量作者建议为 0.5 ~ 1.0 mg/L。国内外理论与实践证明,每升饮用水含有 0.70 mg 氟化物是最好的水,人长期饮用以后既不得氟骨症,也不患龋齿,又满足人体需要。

又如:三李矿泉水含锌量是 0.005 mg/L,锌是人类的生命元素,可是一般自来水几乎不含有锌。三李矿泉水中还含有对人体有益的铁(Fe^{3+} 0.02 mg/L)、硒(Se^{2+} 0.000 3 mg/L)和游离二氧化碳(CO_2 7.95 mg/L)等多种微量元素和气体。水中有害物质含量均远远小于国家规定标准。所以说,三李矿泉水水质好,是真正的天然优质饮用矿泉水。

第二,水量大。

郑州三李有三个大泉(水温 20～27 ℃),通过实际抽水,三泉总流量为 13 339.2 m³/d(1.3 万方/日)。此数据可靠,可以作为饮用矿泉水开发利用依据。

第三,容易开采。

前面说过,三李矿泉水水质好、水量大,矿泉水直接流出地表,可以直接作为饮用矿泉水开发利用。

第四,无污染。

三李矿泉水是深循环的地下水沿断裂带上升后形成的矿泉。补给矿泉水的水源是赋存在第三系泥灰岩裂隙溶隙中和半胶结的砂砾岩裂隙孔隙中的地下水。这层含水层厚 60 m 左右,顶板埋深 50～70 m。上部被 30～70 m 厚的第四纪黄土状亚黏土、黏土覆盖。黏土呈致密层状,是矿泉水的自然防护层。在矿泉水含水层之下补给,是石炭—二叠纪砂页岩,隔水性能好。所以,补给三李矿泉水的地下含水层上下都有良好的保护层,三李矿泉水不受污染。从矿泉水取样分析资料可知,水中氰化物、酚、大肠杆菌和细菌总数均小于我国及世界卫生组织规定的矿泉水饮用标准。

既不得氟骨症,也不患龋齿病,又满足人体需要。在自然界各国矿泉水中,像郑州三李矿泉水含氟量这样理想实属少见,就是全世界诸多城市自来水含氟量在 0.7 mg/L 左右的也不多。所以说,郑州市三李矿泉水氟含量实属难得,是矿泉水饮料珍品。又如:三李矿泉水含锌量在 0.005 mg/L。我们知道,锌是人类的生命元素,是构成多种蛋白质分子所必需的元素。如果锌严重不足,就会造成男子性腺机能减退,生育力降低。据报道,成年人每天需要锌15 mg,少年儿童及老年人每天需要 10 mg,怀孕和哺乳期需额外补充。因此,就普通居民身体健康而言,往往是锌摄取不足,甚至远远不足,可是一般自来水几乎都不含有锌,就是一般天然饮用矿泉水也很少含有锌。三李矿泉水可以做为人体锌的主要来源之一。三李矿泉水里还含有对人体健康有益的铁(三价铁离子含量0.02 mg/L)、硒(二价硒离子含量 0.000 3 mg/L)和游离二氧化碳等多种微量元素和气体。水中所有有害物质含量均远远小于国家规定标准。所以说,郑州三李矿泉水水质好,是真正的天然优质矿泉水。

郑州三李矿泉水水量大。例如:在三李附近的陈顶天然矿泉,用两台泵连续抽水 3 个月,矿泉水每小时流量保持在 130 方不变。每天开采量可保证在 3 120 方。又如 5 号井,通过抽水试验,矿泉水每天可开采量保证在 654 方,水量稳定,水质好。在以三李为中心的20 km² 范围内,在地表下150 m 深度以上,最深不超过200 m的第三纪泥岩岩溶洞、裂隙和断裂构造带附近赋存着丰富的天然矿泉水资源,并具有很大的开发潜力。这里因为矿泉水在地表以下的层岩的缝缝洞洞中自西南向三李附近地区源源不断地流动补给,所以三李矿泉水可以长期开采利用,无论水质,还是水量都是有保证的。

三李矿泉水无污染、容易开采。矿泉水含水层厚 60 m 左右。在含水层以上普遍有一层厚 30~70 m 的第四纪黄土状亚黏土、黏土覆盖。黏土致密层状是矿泉水含水层的天然良好保护层,可以避免矿泉水含水层遭到地表任何"三废"的污染。同时,通过现有井、泉多次化验分析资料证明,三李矿泉水未受任何污染。由于矿泉水含水层顶板埋藏深度在 70 m 左右,所以打钻时钻孔深度在200 m 以内就够用了,这与北京市、天津市区内的地下热矿水相比,开发利用要方便得多。

三李矿泉水水质又好、水量又大,水温多为 20~27 ℃,最高47 ℃,是珍贵的矿泉水资源,一是可做为天然优质矿泉水开发利用;二是可在 47 ℃热异常区附近的 6 km² 范围内建立室内外游泳池、桑拿浴;三是可建温泉度假村和旅游宾馆;四是可扩建渔场;五是使土壤加温,可发展塑料大棚种越冬蔬菜等。

总之,郑州市三李矿泉水是珍贵的天然优质饮用矿泉水资源,并具有很大的开发潜力,只要充分开发,综合合理利用,定会产生巨大的社会效益和经济效益。

注:何世春是 1995 年后郑州市二七区温泉矿泉水开发利用指挥部特聘总工程师。

第三节　优质天然矿泉水是夏季理想的清凉饮料

时至今日,地球上的水已经成为各类病菌传播的主要载体,80% 的水未经任何处理。长江以北地区找不到一条未被污染的主要河流。全国约 79% 的人饮用次生污染的水,7 亿人饮用大肠肝菌含量超标的水。1.7 亿人饮用遭受有机物污染的水,3 000 万人饮用高硝酸盐水,1 000 万人饮用高氟水。

矿泉水是指含有某种或某些矿物质,对人体健康有益的天然泉水。矿泉水作为瓶装饮料已有悠久的历史。由于天然水资源污染日趋严重,水质急剧下降,许多城市人们渴望获得清凉可口的优质天然矿泉水。水质真正好的矿泉水,能使儿童健康成长,对中、老年人能起到防病健体之功效,是夏季理想的清凉饮料。

所谓纯净水以及蒸馏水、太空水,是将天然水中溶解的多种阴阳离子除去,经过处理,去除细菌、病毒、污染杂质和矿物质以及微量元素的水。纯净水中矿物质和微量元素含量几乎等于 0。因此,当人们饮用纯净水之后,体内的某些营养物质被溶解在水中并排泄到体外。饮用水水质专家认为,纯净水不应作为日常生活饮用水,尤其是婴幼儿童、青少年、老人都不宜饮"纯净"水。

据资料,1994 年,日本家庭用矿泉水已占矿泉水总产量的 90% 以上,愿意花钱买水喝的人由 1986 年的 13% 上升到 30%,年产矿泉水达到 4.1 亿 L,进口 1.47 亿 L,人均消费量 4.5 L。目前大约有 20 个国家的矿泉水产品进入日本市场,其中以法国进口量最多,占进口产品的 90%。进口包装美观,易于携带,宣传中强调其天然品质,很受消费者欢迎。日本人对健康的追求和对现有饮用水的不满是矿泉水市场得以迅速发展的主要原因。1994 年,日本矿泉水市场出现供不应求的现象。

我国目前市场上的矿泉水产品质量参差不齐、良莠混杂。消费者一般无法用视觉辨别优劣真伪。特别是近年来矿泉水生产一哄而起,盲目发展,导致了产品质量低劣。矿泉水产品质量低劣的原因很多,有不法分子乘机假冒,有厂家生产设备落后,工艺粗糙;也有饮用天然矿泉水国家标准(GB 8537—2008)规定的不科学。例如"水质""界限指标"必须有一项(或一项以上)指标符合表 2 的规定中溶解性总固体等于或大于 1 000 mg/L。笔者认为这样的矿泉水不是优质矿泉水,而且是不能做为饮用水的水。我国《生活饮用水卫生标准》(GB 5749—2006)规定,生活饮用水水质标准规定的限量是溶解性总固体不应超过 1 000 mg/L(德国饮用水水质标准溶解性物质总含量的极限值为 800 mg/L)。又如"允许有极少量天然矿物盐沉淀"问题。我们知道,矿泉水是一种化学成分复杂的天然水溶液,极少量沉淀物成分也是复杂的,有沉淀物的水是混浊的,混浊的水谁愿意喝呢?这就更谈不上出口创汇了。我国矿泉水存在的问题在此不一一列举了。总之,质量的保证和价格的准确合理是我国矿泉水获得成功的关键。

我国矿泉水资源丰富,据文献介绍,目前已有 1 600 余种矿泉水水质分析资料。我国饮用天然矿泉水类型比较多,其中含锌的矿泉水有 68 处,主要分布在四川、广东、福建等省,碳酸水有 53 处,主要分布在浙江、辽宁、黑龙江、广东、青海、吉林等省。硒水主要分布在湖南、湖北、江苏等省。锌水、硒水和碳酸水在自然界中都是比较少见的天然矿泉水,因此都是比较珍贵的饮用矿泉水。下面以锌水为例简单介绍如下。

含适量锌的天然矿泉水是生命智慧之水,是一种珍贵的天然优质矿泉水。因为一般天然水都不含有锌。锌是人体必需的微量元素。锌是促进完善生长的关键元素和智慧元素,具备多方面的生理功能。当前国内外研究已经证明,人体缺锌会引起许多疾病,可导致生长发育不良,严重可导致侏儒症、糖尿病、高血压、生殖器官及第二性征发育不全,味觉及嗅觉减退,食欲不振,性腺机能创伤不愈合等疾病。据资料,我国有 1/3 的儿童存在不同程度的缺锌现象。儿童缺锌食欲减退、发育阻滞;男性缺锌,导致性机能不全以及味觉和嗅觉缺陷甚至丧失;女性缺锌,导致青春期原发闭经,妊娠易发生畸胎,受哺婴儿生长停滞。成年男性缺锌,导致睾丸萎缩性功能减退,引发不孕症。因此,含有适量锌的天然优质矿泉水就成为人的生命智慧之水了。例如,河南省郑州市雪华山牌矿泉水含有适量的锌,水质优良,常饮能增强婴幼儿体质,增强中老年人心肌活力,是广大城乡夏季饮料选择之珍品。

第五章 我国多数温泉水、地下热矿水和近代火山地区泉水不能作为饮用水开发利用的一些实例

第一节 河北平山温塘氡泉

河北省平山县温塘温泉是具有高氡含量的泉水。氡泉水是一种珍贵的资源,用氡泉水沐浴可以起到特殊的医疗作用。平山温泉工人疗养院开办30多年来,对许多患者的不少疾病都有着良好的医疗作用,尤其是对风湿性关节炎、神经衰弱、皮肤病、牛皮癣等疗效更佳。

平山温泉最高水温可达 68 ℃,每升水里氡的含量最高可以达100 余埃曼,属放射性氡泉水。泉水里除含有氡外,还含有大量的其他气体。根据多年来多次现场取样分析结果,温泉水里气体成分有氮(N_2)、二氧化碳(CO_2)以及氦(He)等惰性气体。平山温泉水中各种逸出气体占气体的体积百分数分别为:氮(N_2),89.68%;氦 + 氖(He + Ne),6.47%;二氧化碳(CO_2),1.50%;氩(Ar),1.35%;甲烷(CH_4),1.00%;氧气(O_2),0。

平山温泉氡水的形成是与附近的地质环境分不开的。氡的富集主要取决于岩石的射气作用,氡是镭的蜕变产物,在酸性岩浆岩地区,其含量可以显著提高。

平山温泉热水化学类型属氯化物—硫酸盐—钠型水。钠、氯离子含量都在 500 mg/L 以上。硫酸根离子含量超过 300 mg/L。

温泉水里含有可溶硅酸（H_2SiO_3）176.80 mg/L，偏硼酸（HBO_2）18.00 mg/L，硫化氢以及氟、溴等微量元素。pH 为 6.9，矿化度为 1.67 g/L。

平山温泉属于深构造裂隙承压水。温泉水化学成分的形成以溶滤作用为主。饱和着空气中氧、二氧化碳的大气降水在山区沿着构造断裂可以下渗到地壳深部，由于深处物理化学条件的改变，水里重碳酸离子被氯离子和硫酸根离子替代，钙离子和镁离子被钠离子替代，形成了氯化硫酸钠质温泉。

根据笔者多年观测资料，平山温泉的温度、化学成分和逸出气体成分均与大气降水以及气温等变化无关。

氡泉水由于其中含有氡和氡的分解产物，可对神经系统起着特殊的医疗作用。此特殊作用与氡和氡的分解产物所具有的电离辐射有关。人在沐浴含氡温泉水时，皮肤和氡及其分解产物相接触，在皮肤上形成一种放射性薄膜，薄膜不断产生射线，从而对人体起医疗作用。用平山温泉水治疗风湿性关节炎等疾病能收到很好的疗效，对治疗神经衰弱也具有特殊的效果。同时，洗温泉澡还能加速血液循环，改善心脏功能，促进消化，加快新陈代谢，对维持神经系统的正常机能都有着良好的作用。

平山温泉是一珍贵的氡泉，是我国综合开发利用较早、较好的实例之一。今后还应积极发挥平山氡泉一水多用的作用，尤其是利用平山氡泉水医治多种疾病，让其更多地为人民造福，为"四化"建设服务。

（原载于 1990 年第 3 期《地球》，地质出版社）

第二节 冀中平原地下热水特征

一、冀中平原地热资源概述

冀中平原地下热水资源丰富,分布均一。根据野外调查和资料分析,被第三系直接覆盖的蓟县系雾迷山组硅质白云岩组成的地质构造凸起部位均含有地下热水,如北京城区小凸起、天津双窑凸起、小韩庄凸起、大乐庄凸起、牛驼镇凸起、无极凸起、深泽低凸起和宁晋凸起等。热水埋藏深度 528~3 000 m,流出地表的面积达 5 000 km²。仅据冀中平原 86 口热水井统计,井口水温一般为 60~100 ℃,最高可达 118 ℃。热水量一般大于 500 m³/d,最高可达 5 000 m³/d。每年总放热量相当于 13 万 t 标准煤全部燃烧后所放出的热量。

冀中凹陷和京津地区是一个大型地下热水盆地。盆地内由于受多次地质构造运动,尤其是燕山运动的影响,中生代以前的石灰岩等地层形成了受东北方向和西北方向断裂控制的多凸起、多凹陷和多断裂的区域地质构造特征,其中凹陷部位在第三纪时期接受了巨厚的沉积物。根据物探资料,冀中凹陷第三系最大厚度可达 8 000 m 以上,并形成了一个大型地下热水自流盆地。在盆地内有以下两种类型的多层地下热水:

(1)第三系砂层孔隙热水。该层分布面积广,含水层次多,主要分布在任丘、天津等地,埋藏深度一般为 600~1 000 m,有时可达 2 000 m 左右(任丘),井产水量不均,水质和矿化度变化较大,是目前任丘、天津广泛开发利用的地下热水含水层。

(2)赋存于蓟县系雾迷山组和寒武系、奥陶系石灰岩地层形成的地质构造凸起部位和断裂潜山构造带附近的地下热水。富水性好,井产水量大,自喷能力强,水质好,矿化度低,温度高,具有较高的利用价值,是冀中平原勘探开发利用地下热水的目的层。

二、冀中平原地下热水水质类型和特征

1. 上第三系孔隙热水

上第三系砂层孔隙热水具有水质较好、矿化度较低的特点。水化学成分在平面上变化的总趋势是从西北向东南由含量低到含量高,水化学类型由简单到复杂,水平分布规律也较明显。任丘地区上第三系热水主要赋存于明化镇组和馆陶组,有热水井 40 余口,单井涌水量一般为 1 000～1 500 m³/d。热水矿化度不高,一般为 0.5 g/L 左右,最大可达到 1.09 g/L。水化学类型多为 $HCO_3 - Cl - Na$ 和 $HCO_3 - Na$ 型,也有 $Cl - HCO_3 - Na$ 型。pH 为 7.6～9.1,属于弱碱性热水。热水中阴离子以 HCO_3^- 占优势,一般占 50 毫克当量%以上,其次为 Cl^- 和 SO_4^{2-};阳离子 Na^+ 占 96 毫克当量%左右,Ca^{2+} 只占 2～3 毫克当量%,Mg^{2+} 含量很低,总硬度一般为 0.28～0.97 德国度,最高可达 2.21 德国度。pH 高,碱性大,硬度低,钙质结垢少,是本区上第三系热水水质的主要特征。

2. 古潜山石灰岩岩溶裂隙热水

蓟县系雾迷山组和寒武系、奥陶系石灰岩地层岩溶裂隙热水水质类型在平面上有分带特征和规律性变化(见图 1),其水化学类型从西北向东南经过保定和任丘,由 $HCO_3 - Cl - Na$ 型到 $Cl - HCO_3 - Na$ 型,再到 $Cl - Na$ 型。在 $Cl - Na$ 型内部还包含有 $Cl - SO_4 - Na$ 型。热水矿化度由 0.5～1.0 g/L 到 2.5～6.9 g/L,再到 1.8～33.7 g/L。pH 为 6.80～8.95。热水中各种离子含量情况,就雄果坝 26 井来说,阴离子以 Cl^- 占优势,为 1 267 mg/L,占 79.79 毫克当量%;阳离子 Na^+ 为 910 mg/L,占 86.93 毫克当量%。Ca^{2+}、Mg^{2+} 含量各为 30 mg/L 左右,分别占 3.1 毫克当量% 和 6.7 毫克当量%;HCO_3^- 含量为 514.59 mg/L,占 18.8 毫克

当量%。热水里含有 F^- 11.0 mg/L、Br^- 2.4 mg/L、I^- 0.80 mg/L、H_2SiO_3 55.25 mg/L、HBO_2 24.00 mg/L、H_2S 0.15 mg/L、NH_4^+ 0.37 mg/L、Fe^{2+} 0.80 mg/L、Fe^{3+} 0.20 mg/L,游离二氧化碳 39.60 mg/L,总硬度 4.48 mg/L。每口地下热水井水里所含阴阳离子种类和数量不同,在此不一一列举。

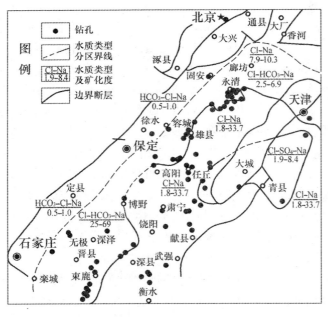

图1　冀中凹陷地下热水水质类型分区图

此类地下热水氯离子含量之多、分布之广,可用氯盐较其他盐类有更好的溶解性来说明。尤其是当水的矿化度增加时,其他阴离子与相应的各种阳离子达到溶度积数值后先后沉淀而让位于氯离子。热水中阳离子 Na^+ 占第一位是高矿化水的表现。钠可以来源于各种海相沉积地层和冀中地区广泛分布的花岗片麻岩中。

三、地下热水逸出气体成分

本区地下热水中逸出的气体成分各地不一。从冀中凹陷地下热水中逸出的气体主要是甲烷（CH_4），占83.1%，其他成分有：氮（N_2）14.1%，二氧化碳（CO_2）2.5%，氩（Ar）0.28%，氦和氖（$He + Ne$）0.05%。

冀中凹陷地下热水中的逸出气体成分及其含量因地而异，具有多种成因。空气中的氮（N_2）、氧（O_2）、二氧化碳（CO_2）和氩（Ar）都能溶于水而被带入地下。氮是惰性元素，在随水运动过程中不会消失；而氧是活泼元素，在地下热水运动过程中易与其他物质发生作用而消失。通过热水逸出气体成分测定可知，一般深部地球化学作用是在缺乏游离氧的环境中进行的。冀中热水中游离氧的含量是随埋藏深度的增加而减少，并存在某一深度的下限——氧面。在氧面以上进行的主要是氧化作用，在氧面以下进行的是还原作用。从热水井口水的氧化还原电位（Eh）值可知，本区各热水井氧面的深度不同。除空气中含有的氦和氖等气体外，氦气和氖气还可以由岩石内所含铀、镭和钍等放射性元素蜕变时形成。热水中的二氧化碳气体（CO_2）有空气和生物两种成因。甲烷（CH_4）是由生物生成的。

本区热水里的气体溶解度主要取决于岩层压力和温度。热水中溶解的气体体积与温度成正比、与压力成反比，气体体积随压力降低而增大。我们认为，当液体往地表上升时，溶液中的溶解气体会逐渐达到饱和或部分气体呈游离状态由水中析出。还有一定数量的气体以溶解的形式残留在液相中，溶解的数量相当于大气压力和一定温度条件下的气体溶解度。

四、地下热水里溶解的硫化氢

在冀中平原地下热水里都不同程度地含有硫化氢（H_2S）气

体,最高含量为 10 mg/L 以上。硫化氢在空气中即使只有极少的含量也是非常有害的。热水中溶解的硫化氢与地下热水所处的氧化还原环境有着密切的关系。溶解在地下热水中的硫化氢气体会随着热水从地下向井口流动而开始发生氧化作用。其结果是产生硫酸。其氧化过程可概括为下式:

$$\xrightarrow{\text{随着氧化程度的增加}}$$
$$S^{2-} \rightarrow [S_2]^{2-} \rightarrow S^0 \rightarrow S^{4+} \rightarrow S^{6+}$$

地下水中的硫化氢是硫酸盐还原作用的结果,并分布在含油层及其附近地下热水中。热水中的硫化氢可以和地层中的氧化铁发生作用,反应后生成黄铁矿(FeS_2)、氧化亚铁(FeO)和硫(S)。笔者认为,在华北平原许多钻孔里零散分布的黄铁矿就是此种作用生成的。其化学反应式为:

$$2H_2S + Fe_2O_3 \longrightarrow FeS_2 + FeO + 2H_2O$$

在氧化环境下,硫化氢可与游离氧相互作用,生成大量硫,在井口附近有硫黄沉淀现象,其化学反应式为:

$$2H_2S + O_2 \longrightarrow 2S + 2H_2O$$

在地下热水里含有大量硫化氢气体,可以作为寻找石油和天然气的标志。如果硫化氢是石油与硫酸盐发生反应产生的,可以把它作为寻找石油的间接标志;如果是油藏的直接衍生物,可以把它作为寻找石油的直接标志。

含硫化氢(H_2S)的水可引起严重腐蚀,特别是在 H_2S 和结晶硫含量高的硫化氢气井中,腐蚀会成为生产过程中的主要问题。腐蚀严重时,会使金属整片剥落,能使特殊合金钢在很短时间内发生断裂。影响硫化氢腐蚀的因素有热水温度、pH、硫化氢气体的浓度和热水流动速度及其在井中所处的氧化还原环境等。为了防止热水中硫化氢气体所造成的腐蚀,在开发冀中地区地下热水时必须考虑热水循环管道和所有设备的防腐问题。

五、冀中平原地下热水成因

冀中平原地下热水与第三纪侵入的火成岩无关。诚然,在冀中平原及其周围地区曾发生过多次火山活动,在盆地内的许多地方有第三纪玄武岩等分布,但其分布与地下热水的分布并不一致,故不是本区地下热水的有效热源。冀中平原的地下热水是山区大气降水渗入地下,经过较大的构造断裂带和蓟县系雾迷山组硅质条带石灰岩、白云岩和寒武纪、奥陶纪石灰岩地层的岩溶洞和构造断裂深循环以后形成的。地下热水的温度主要取决于水循环的深度。

(原载于《中国地质》1984年第11期,地质出版社)

第三节 北京小汤山热矿水成因初步探讨[1]

热矿水是宝贵的资源。研究清楚北京附近热矿水的成因,对开发和利用首都地下热矿水具有重要的意义。笔者通过野外工作和有关资料的综合整理分析,试就北京温泉、小汤山附近地区热矿水形成的自然条件和小汤山热矿水的成因进行初步探讨。

一、形成热矿水的自然条件

1. 区域地形、水文和气候概况

本区包括高楼、密云、南口、延庆、良乡和房山等地,是燕山山脉的一部分。全区地形西北高、东南低,北部和西部是大黑山、磨盘山、妙峰山、西山和大岭等山脉组成的侵蚀—构造中低山区;南

---

[1] 本文在写作过程中,得到赵俊义工程师的热心指导与帮助,特此致谢。

部和东部是以砂砾石层为主组成的冲积—洪积山前倾斜平原。山区标高一般为 1 000 m 左右,最高达 1 500 m 以上;平原区绝对标高一般为四五十米,最低为三十几米。从山区到平原的过渡地带零星分布着构造—剥蚀残丘。流经本区的主要河流有永定河、潮白河、沙河和十三陵河等,河水从西北流向东南。本区降雨时间主要集中在 6、7、8 三个月,年降水量 850 mm 左右;3、4、5 月是蒸发量最大期间,年蒸发量达 1 800 余 mm。气温 7 月最高,平均 26 ℃;1 月最低,平均 4.8 ℃。全年平均气温 12 ℃左右。

区域性地形是控制热矿水形成和分布的因素之一。气温的高低和降雨量的多少,对矿泉水的水温和流量有着直接的影响。

2. 区域构造、地层和岩性简述

在大地构造单元中,本区属于中朝地台燕山沉降带的密云—宣化隆起和西山凹陷部分,是燕山运动强烈作用的地带,有基性、中性、酸性岩浆侵入和火山喷发等。地层除缺失上奥陶统至下石炭统之外,其余时代的地层均有出露,主要有片麻岩、大理岩、石英岩、石灰岩、砂岩、页岩、砾岩、煤系地层、闪长花岗岩、辉绿岩、安山岩和第四纪的砂砾石层等。

第四纪以来,新构造运动使山区不断上升,平原区强烈下降。新构造运动的类型以断块升降运动为主,并有拱形隆起和断裂翘起运动,其表现形态多为地垒、地堑和翘断等。高耸的侵蚀山地多由差异性的断块、拱形和翘起运动造成,山间盆地则是断块下降作用的结果。

3. 有利热矿水形成的构造条件

在震旦纪以前,全区处于地槽阶段,五台、吕梁运动使全区的前震旦纪地层发生了强烈的变质、褶皱和断裂等,形成了变质岩基底。在古生代,本区处于地台阶段,区域内的地壳运动很缓慢,一般以均匀的升降为主,岩层没有遭到强烈破坏。进入中生代以后,全区在燕山运动的强烈作用下,地层不仅发生了以北东向为主的剧烈的断裂和褶曲,而且先后有大量的基性、中性和酸性岩浆侵入或喷发,并使局部岩层发生变质。晚白垩世,本区西南部分的沉积地层,因受西山运动的影响而发生了较轻微的北西向褶皱。燕山运动在本区所产生的凹陷和隆起,受到基底的深断裂与大断裂的严格控制。燕山期的大部分断裂都是继承前期的断裂而活动的,同时也产生了一些以北东向为主的不同类型的新的断裂和褶皱,其中大的破碎断裂带对热矿水的形成具有重要的作用。

高平认为,在北京西山中部有一个从古生代后期开始的深大断裂带[1]。这个带不是一条线,而是由前后几次发生的裂隙组成的一个相当宽的深大断裂带。它上下位移量达 5 000 余 m,不仅穿过 80 余 km 的整个西山地区,而且以北东 70°的方向向西山端以外地区延伸很远:西从百花山、庙安岭、髻髻山、妙峰山往东北经过羊坊、温泉一带到沙河和小汤山等地。新生代以后,深大断裂带的升降运动仍然表现得很明显。如果这条深大断裂带如实存在,并有较好的富水性的话,则会对温泉、小汤山和沙河地带的热矿水形成与分布起到控制性作用,也就是说,热矿水会沿着这条深大断裂带分布的范围分布着,而且可在断裂带的"低洼处"找到本区矿水温度较高的热矿水。

本区古老地层尤其是脆性较大的岩层,如硅质条带石灰岩、石灰岩、白云岩和大理岩等,经过历次构造运动所产生的裂隙、节理和破碎断裂带是很发育的。这些裂隙、节理和破碎断裂带,特别是新构造运动以来,仍然活动着的大的张开断裂,为地下水运动创造了良好的途径。在这些断裂中不仅可以含有水,而且还能把水从地下蓄积处导向地表。这对山区基岩裂隙潜水和局部地带的承压水的形成具有决定性的意义,也是本区小汤山、温泉等地热矿水形成的区域地质构造基础。因此,燕山运动所产生的北东向深大断

❶ 高平.北京西山的深大断裂.北京地质学院学报,1957(1).

裂带是本区矿水形成的主要地质构造条件。

4. 基岩地区的水文地质概况

本区基岩地区的水文地质情况主要取决于不同时代的基岩裂隙发育程度。裂隙按成因主要有区域性的风化裂隙、局部性的构造断裂破碎带和可溶性岩石经过大气降水或地下水溶解后而形成的孔洞等。

本区区域性的风化裂隙普遍比较发育,深度一般为几十米。其中,张开性质的裂隙,直接接受形成风化裂隙潜水的大气降水的补给。风化裂隙潜水,除在局部地段因渗入到构造裂隙或裂隙—喀斯特孔洞后,部分对矿水有间接的补给外,一般都集中在地形低洼处形成盆地裂隙潜水。

震旦纪硅质石灰岩、白云岩和寒武纪、奥陶纪的石灰岩等可溶性岩石的分布面积约占本区面积的 1/3。它们的透水性和富水性,除取决于裂隙发育程度外,更主要的是取决于岩石喀斯特化的程度。本区石灰岩溶洞中有丰富的裂隙—喀斯特水,在局部地形低洼处能以泉的形式排出地表。例如,在西山白家疃附近的奥陶纪石灰岩中可以看到有 20 余 m^3 的喀斯特溶洞,里边储存着丰富的喀斯特水。在万佛堂附近的奥陶纪石灰岩里,也有构造裂隙—喀斯特泉水出露,泉水的流量为 0.04 m^3/s。本区的泉水大多数是低矿化度的重碳酸钙水,长年流量比较稳定。石灰岩等基岩地区的风化裂隙水、构造裂隙水和裂隙—喀斯特水相当丰富,水质好。它们对北京附近地区热矿水的形成与补给起着重要的作用。

二、小汤山热矿水成因的初步探讨

小汤山地区有十几处矿泉,矿泉水出露在震旦纪含磁石条带的硅质石灰岩的裂隙或山前附近的第四系中,水温 19 ~ 48 ℃,流量较稳定,矿化度小于 0.5 g/L,pH 为 7.5 ~ 8.0。矿水中普遍溶解着氮、氧和二氧化碳等气体,为弱碱性的含氟矿水。下面以小汤山 6 号泉为例来谈一下对本区矿水成因的初步认识。

6 号泉位于小汤山的南坡山脚下。泉水直接从震旦纪雾迷山组含燧石条带的硅质石灰岩的宽达 0.5 m 的裂缝中流出地表,出露标高 38.5 m,多年平均水温 31.4 ℃,流量 10.02 m³/d,氧化还原电位 Eh = +368 mV,库尔洛夫式为:

$$\frac{N_2 \cdot O_2 \cdot CO_2 \cdot F_{6.3}^1 \cdot SiO_{33.5}^2 \cdot M_{0.4}}{HCO_{64.5}^3 \cdot SO_{19.5}^4 \cdot Cl_{11.5}^1}$$

$$\frac{HCO_{64.5}^3 \cdot SO_{19.5}^4 \cdot Cl_{11.5}^1}{(Na^\bullet + K^\bullet)_{54.2} \cdot Ca_{27.9}^{\bullet\bullet} \cdot Mg_{17.9}^{\bullet\bullet}} T_{31.4} \cdot D_{1.16}$$

1. 矿水的气体成分

6 号泉水中溶解的气体主要有氮、氧和二氧化碳。它们的体积百分比是:氮 71.8%、氧 21.2%、二氧化碳 7%。

氮在岩石中含量很少,主要分布在空气中,约占空气总体积的79%。在 1 个大气压和 20 ℃时,100 cm³ 的水可溶解 1.7 cm³ 的氮气,在 100 g 水中能溶解 0.001 89 g 氮气。矿水中的氮是溶解在雨水或地下水中的氮气同水一起沿着基岩裂隙渗入补给矿水以后形成的。

游离氧是大气圈及水圈中溶解气体的重要组成部分,氧的质量占大气圈总质量的 23.02%;氧的体积占空气总体积的20.94%。氧在水中的溶解度达 10 cm³/L 以上,比氮气易溶解于水。在 1 个大气压和 25 ℃时,100 g 水中能溶 0.004 g 的氧气。溶解在雨水或地下水中的氧气,随着地下水一同沿着基岩裂隙或构造破碎带向深处渗入补给矿水,含量随着地表深度的增加而逐渐减少。在某些有利的地质条件下,可以分布在数百米的深处。

二氧化碳占空气总体积的 0.03%。它比空气中其他气体重,是空气比重的 1.5 倍。在标准状态下,1 L 空气的质量平均为1.3 g,而 1 L 二氧化碳气体的质量约为 2 g。二氧化碳易溶于水,在常温下 1 体积的水约可溶 1 体积的 CO_2。在 1 个大气压和 25 ℃时,在 100 g 水里能溶解 0.145 g CO_2。在 5 个大气压以下时,CO_2

的溶解度和压力成正比;当高于 5 个大气压时,由于生成碳酸,溶解度变大。溶于地下水中的二氧化碳往往比大气圈中游离的二氧化碳占的比例大,在一般地下水中,游离二氧化碳的含量是 15 ~ 40 mg/L,有时可达 3.7 g/L。溶解在小汤山矿水中的二氧化碳,主要是空气中的游离二氧化碳随着地下水渗入补给矿水而成的。

综上所述,笔者认为,小汤山矿水中的氮、氧和大部分二氧化碳是大气中游离的氮、氧和二氧化碳以分散状态饱和在雨水中,随着雨水降落到补给矿水的地区,并沿着张开裂隙渗入地下补给矿水而成的。此外,空气中的氮、氧和二氧化碳气体也能直接沿着地壳岩石的裂隙或孔隙渗入到地下深处,在气体的热力作用下,向补给矿水的地下水中溶解,其溶解度服从亨利 - 道尔顿定律。溶解于水中的各种气体,随着补给矿水的地下水的运动,逐渐进入到深处,组成矿水的气体成分。各种气体在矿水中的溶解度严格地受矿水的温度和压力控制,并与矿水中的氢离子浓度、氧化还原环境、矿化程度以及矿水循环的基岩裂隙性质和矿水的运动条件等有着密切的关系。

2. 矿水的化学成分

6 号矿泉水的主要阴阳离子有 HCO_3^-(294 mg/L)、SO_4^{2-}(68 mg/L)、Cl^-(30 mg/L)、$Na^+ + K^+$(92 mg/L)、Ca^{2+}(43 mg/L)、Mg^{2+}(16 mg/L),并含有微量的氟和二氧化硅,不含有 Fe^{2+}、Fe^{3+}、Mn^{2+} 和 H_2S 等。泉水矿化度为 429 mg/L,pH 为 7.6,Eh = +368 mV。

矿水中 HCO_3^- 主要是由碳酸盐类岩石如震旦纪硅质石灰岩、白云岩和寒武纪、奥陶纪的石灰岩等被含二氧化碳的矿水溶解后形成的。矿水中 CO_2 含量的多少对石灰岩的溶解有很大的影响。例如,当地下水所含的气体中 CO_2 占 0.03%,在正常压力下,水温 30 ℃时,每升水能溶解碳酸钙 0.0525 g;在 CO_2 饱和的水里,当其水温为 29.3℃、压力为 762 mmHg 时,白云岩的溶解度为 21.94 g/L。本地区的震旦纪硅质石灰岩、白云岩或早古生代的石灰岩

等与 CO_2 的矿水可发生下列可逆反应,即:

$$CaCO_3 + H_2O + CO_2 \Longleftrightarrow 2HCO_3^- + Ca^{2+}$$
$$MgCO_3 + H_2O + CO_2 \Longleftrightarrow 2HCO_3^- + Mg^{2+}$$

反应式表明,矿水中含 CO_2 越多,石灰岩和白云岩被溶解得就越多。相反,当 CO_2 逸出时,则化学反应向左进行,HCO_3^- 的含量就相应减少。

矿水中的 HCO_3^- 还可以是含有正长石和钠长石的太古代片麻岩和燕山期的花岗岩等被长期风化后,在张开性质的裂隙或破碎带中,经过含有 CO_2 的矿水与长石类矿物相互作用的结果。当矿水中 CO_2 含量越多时,各铝硅酸盐的分解则越强,HCO_3^- 就越多。

矿泉水中的 SO_4^{2-} 主要来源于以燕山期侵入为主的花岗岩同其以前各时代的石灰岩等相接触地带的金属硫化物,如黄铁矿、方铅矿、黄铜矿和闪锌矿等。它们受含有游离氧的水作用后,产生金属硫酸盐或硫酸,这都能增加水中的 SO_4^{2-} 的含量。

矿泉水中 Cl^- 的来源主要与本地区遭到风化的含氯岩石有关。在花岗岩中分散状态的氯和含氯矿物氯磷灰石等,遭到风化和地下水的溶滤作用以后,Cl^- 就会被带到矿水中。

矿水中氯离子含量的多少在一定程度上能反映出矿水在岩石深部裂隙、破碎带中循环的难易和水交替的情况。如果热矿水在地下几百米处循环非常困难的话,Cl^- 的含量就会大大增加。6 号矿泉水,如果单独从 Cl^- 的含量来考虑,可以认为它在地下地质构造裂隙中循环交替的条件是良好的。

6 号矿泉水里的阳离子以钠、钾离子为主,其主要靠各种含有钠和钾矿物的花岗岩、片麻岩等岩石风化物"供应"。本区燕山期花岗岩中的钠长石、钾长石和霞石等铝硅酸盐矿物,被含有 CO_2 的矿水溶解后,就能分解出大量的 Na^+ 和 K^+。因为矿水中 K^+ 容易被岩石吸收,所以 K^+ 比 Na^+ 往往少很多,一般只是 Na^+ 的百分之几。

矿泉水里 Ca^{2+} 和 Mg^{2+} 主要是本区大面积分布的震旦纪硅质石灰岩、白云岩和寒武纪、奥陶纪的石灰岩等碳酸盐被含有二氧化碳的矿水溶解的结果。Ca^{2+} 还可以由本区燕山期花岗岩中的钙长石风化后,被含有 CO_2 的矿水分解产生。所以,矿水里的 Ca^{2+} 和 Mg^{2+} 的多少,主要取决于 CO_2 的含量。当 CO_2 含量减少时,会促使重碳酸根离子转变为碳酸根离子,并与 Ca^{2+}(或 Mg^{2+})结合形成难溶解的 $CaCO_3$(或 $MgCO_3$),沉淀析出后,便降低了矿水中 Ca^{2+}(或 Mg^{2+})的离子浓度。另外,当 Ca^{2+} 遇到矿水中的 SO_4^{2-} 时,也会产生难溶解的 $CaSO_4$ 沉淀物。在弱矿化的 6 号矿水中 Ca^{2+} 浓度大于 Mg^{2+},除由于本地区 Ca^{2+} 的来源多于 Mg^{2+} 的来源外,还与阳离子相互交替吸附作用时 Mg^{2+} 的吸附能量比 Ca^{2+} 的大有关。

在上述诸因素综合影响下,6 号矿泉水中的 Ca^{2+} 和 Mg^{2+} 的含量不如 Na^+ 和 K^+ 的含量高。按舒卡列夫分类法,小汤山矿水的化学类型为 $HCO_3 - Na - Ca$ 型。

6 号矿泉水中 F^- 的含量达 6.3 mg/L,超过了格廖胡特(Грюнхут)所规定的医疗矿水中 F^- 含量 2 mg/L 的标准,属于含量大于 1.5 mg/L、能引起牙病的矿水范围。

大部分天然矿水中均含有微量的氟,并且在某些情况下含量会较高。由于地方性含氟矿石的存在,在泉水中氟的含量可以高得很多。

化合状态的氟占地壳组成的 0.078%,比氯的含量(0.055%)还丰富,在少数矿物中可以有游离氟的存在。氟化物主要分布在花岗岩石等地区,含氟矿石中最重要的是氟石。其余比较稀少的以矿石存在的简单氟化物有氟盐、氟镁石和重要的络合氟化物——冰晶石。在火山地区的岩石中还分布有氟硅钾石和氟硅铵石等。

含氟矿物能溶解于水,例如,氟石在 18 ℃时,100 g 水中能溶解 1.6 mg;冰晶石在 25 ℃ 的水里能溶解 0.417 g/L,而氟硅钾石在 25 ℃ 的水里能溶解 1.77 g/L,等等。绝大部分氟硅酸盐和碱金属铝氟酸盐在不同的条件下都能不同程度地溶解于水。

本区燕山期花岗岩地带有氟石矿,其他的部分含氟矿石呈分散状态分布于花岗岩类岩石中。这些含氟矿物尤其是氟石矿经过地下水溶滤或矿水深循环过程,氟离子向水中溶解。氟矿物溶解的速度和多少随着热矿水循环深度的加大和温度的升高而增加。例如,小汤山地区矿水温度最低的为 19 ℃,含氟量为 3.3 mg/L, 31 ℃的矿泉水含氟量为 6.3 mg/L,52 ℃的矿泉水中含氟量为 6.8 mg/L。因此,小汤山地区矿水中 F^- 含量增高是由于补给矿水的地下水或深循环的矿水溶解了花岗岩地区含氟矿物的结果,各矿泉水中 F^- 的含量随着矿水温度的高低而增减。

6 号矿泉水的化学成分及矿化度,是饱和空气中的氧和二氧化碳的大气降水进入地壳,与其围岩相互接触、彼此作用后的产物。

3. 矿水的温度

热矿水的温度是与一般地下水相区别的标志之一。6 号矿泉水的温度达 31 ℃,这样高的温度是如何来的呢?

地壳里温度变化的一般规律是,从地表沿着地球半径向下,温度随着深度的增加而逐渐升高,当深度在 3 000 ~ 7 000 m 时,温度能达 150 ~ 175 ℃。可见,如果地下水循环比较深的话,就能够获得地热而升高温度。各地区地热增温率的变化取决于地壳核心局部放射性元素蜕变产生的热能以及地下水与岩石之间发生的物理化学反应放出或吸收的热量等综合因素。在一般情况下,每向地下加深 30 ~ 33 m,温度就能升高 1 ℃,地热增温率随着深度的加大而减小。但是在不同地区,深度尽管相同,地温可能也会相差很多。除上述原因外,这还与岩石的导热性和地质构造有很大关系。

例如,地热增温级数值在古老结晶岩露头地区的就比年轻沉降带的沉积岩地区的大;在背斜构造顶部的温度就较其两翼的高等。所以,在一定的深度以下,凡是有透水层的地方几乎都有热水。在沉积岩里,地下热水能形成巨大的自流盆地;在结晶岩和其他古老的致密岩石里,热水就储存在裂缝中。热水的温度主要取决于水在地下循环的深度。

6 号矿泉水是沿着脆性较大的震旦纪硅质灰岩的裂缝上升到地表的。根据本区年平均气温为 12 ℃,地下恒温深度为 13 m,采用地壳平均地热增温级 $g = 33$ m 来计算,可以得出水在地下循环的深度达 650 m 以上。

4. 矿泉水的水文地球化学

6 号矿泉水的氧化还原电位(Eh)等于 + 368 mV。水里溶解有游离氧,不含 H_2S、Fe^{2+}、Mn^{2+} 和 NH_4^+ 等还原环境的离子标志。

Eh 值标志着矿水的氧化作用强度。当地下水的 Eh 值大于 250 ~ 300 mV 时,地下水处于氧化带的范围内,Eh 值的大小与矿水中游离氧的含量成正比关系。由此可见,6 号矿泉水是循环在氧化带范围内的地下水。

5. 矿泉水的动态和成因

6 号矿泉水的年平均水温 30.7 ℃,年平均流量 1.1 L/s。泉水的温度和流量,随着季节周期性地变化,变化幅度很小。

泉水的温度,在每年 1 月到 3 月较低,4 月到 6 月逐渐升高,7 月到 10 月达到最高峰,11 月以后迅速下降;而矿泉水的流量变化情况,在时间上与水温恰好相反(见图 1、图 2)。矿泉水温度的变化随着矿泉水流量的增加而降低,因为小汤山的矿水,是补给区的大气降水渗入地表后,顺着地形坡度方向,在静水压力的作用下,沿着构造断裂或裂隙喀斯特向下流动,在流动过程中受到地热的影响才升高了温度的。可是当每年 6 月以后雨季期间,由于大气降水增多,矿水的补给量增加以后,静水压力加大,流动速度加快,

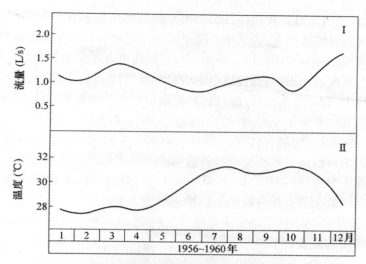

图1 6号矿泉水流量动态曲线（Ⅰ）和水温动态曲线（Ⅱ）

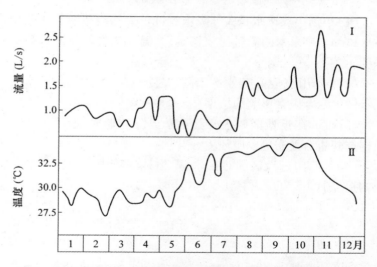

图2 6号矿泉水1956年流量动态曲线（Ⅰ）和水温动态曲线（Ⅱ）

使矿水受地热影响的时间减少,因此矿水的温度就较低。那么,为什么每逢雨季到来,矿泉水的流量不随着降水的增加相应地增多,相反倒比较少了呢?这是因为矿泉补给区的部分雨(或雪)水,渗入山区通往小汤山附近的深构造断裂后,需要经过一段时间的深循环,才能到达排泄区。所以,降雨季节并不是泉水流量最多的时期;相反,春季干旱时期,也不一定就是矿泉水流量最少的时期。

综上所述,笔者认为,小汤山地区的矿泉水是形成在燕山褶皱边缘地带的深构造断裂承压的温热矿水。矿水的补给来源是饱和着空气中的氮、氧和二氧化碳的山区大气降水。山区大气降水在地壳内氧化的或部分氧化还原的地球化学环境中,经过强烈的深循环,受地热影响后升高了温度,形成了小汤山地带含氟的重碳酸钠钙型的温热矿水。

三、结语

(1)小汤山热矿水是大气降水经过较大的构造断裂深循环以后形成的。矿泉水的流量比较稳定,其温度主要取决于水循环的深度。

(2)小汤山地区矿泉水的出露,是受地貌、地质构造和水文地质条件等综合因素影响的结果。

(3)北京附近地区矿水及其化学成分的形成,取决于区域地质构造和岩石性质等地质环境。

(4)北京附近地区的热矿水,严格地受燕山运动产生的北东向构造控制。

参考文献

[1] 王庆棣. 大地构造学中的地热研究[J]. 地质力学丛刊,1959:285-293.

[2] 刘光亚. 华北地台新构造运动[J]. 地质学报,1964,44(1):24-33.

[3] 托卡列夫 A H,谢尔巴科夫 A B. 放射性水文地质学[M]. 北京:地质出版社,1960.

[4] 阿列金 O A. 水文化学原理[M]. 北京:地质出版社,1960.

[5] 赵宗溥. 论燕山运动[J]. 地质论评,1959,19(8).

[6] 席孟斯 J H. 氟化学(卷1)[M]. 北京:科学出版社,1961.

[7] 奥弗琴尼科夫 A M. 矿水[M]. 北京:地质出版社,1958.

（原载于《地质论评》1965 年第 5 期）

第四节　华北平原地下热水矿床分布规律及形成

摘　要:我国华北平原分布有大小不等、形状各异的地下热水矿床。赋存于石灰岩地层形成的地质构造凸起部位的地下热水富水性好、井产水量大、自喷能力强、水质好、矿化度低、温度高,具有较高的开发利用价值。华北平原地下热水的热源与第三纪侵入的火成岩无关。地下热水的补给来源是山区大气降水渗入地下经过较大的构造断裂带和碳酸盐岩地层岩溶溶洞、断裂裂隙深循环以后形成的。地下热水的温度主要取决于水循环的深度。

关键词:华北平原　地下热水　矿床　温泉　盆地　构造凸起地下热水连通体

地下热能作为一种可供利用的重要新能源,近年来已引起国内外科学技术界广泛的高度重视,并对此做了大量的试验研究和开发利用工作。通过大量资料证明,我国华北平原的北京,天津,河北省的任丘、霸县、雄县、高阳、无极、宁晋、河间、新河、束鹿,河南省的洛阳、龙门、郑州三李、临汝和新郑等地均分布有大小不等、形状不一的地下热水矿床。有些地下热水矿床埋藏在地下,有些已出露地表。前者如冀中平原的北京城区小凸起，天津双窑凸起、小韩庄凸起、大东庄凸起，河北牛驼镇凸起、无极凸起、宁晋凸起、容城凸起、深泽低凸起和高阳低凸起等[1]；后者如北京小汤山、良乡，河南洛阳、临汝和郑州三李温泉等。在华北仅冀中平原自流地下热水分布面积就达 4 500 km² 以上，日产热水量 100 m³ 以上的地下热水井有 150 余口，井口水温一般为 60 ~ 100 ℃，最高可达 110 ℃。据统计，59 口自然热水井每年放热量相当于 11.6 万 t 以上标准煤全部燃烧后所放出的热量。

一、北京地下热水矿床

北京附近地下热水矿床主要分布在小汤山、良乡和北京城区（东南）。小汤山多处温泉水是从震旦系雾迷山组含硅质条带石灰岩的构造断裂岩溶裂隙直接或经过比较薄的第四纪地层以后流出地表[2]。小汤山疗养院温泉水最高温度为 53.3 ℃，水化学类型为 $HCO_3 - Na \cdot Ca$ 型，矿化度为 0.43 g/L，pH 为 7.17。良乡地下热水分布在震旦系雾迷山组硅质石灰岩岩溶裂隙，钻孔水温曾达 36 ℃。目前，热水井水温 24 ℃，已是冷热水混合后的产物。水化学类型为 $HCO_3 \cdot SO_4 - Ca \cdot Na$ 型，矿化度为 0.52 g/L，pH 为 7.29。北京城区地下热水产自被第三系和第四系覆盖的震旦系雾迷山组硅质条带石灰岩地层。北京呼家楼温泉浴池热水井，井深 940.56 m，井口温度为 49 ℃，pH 为 7.20。水化学类型为 $HCO_3 \cdot SO_4 - Na$ 型。在热水中含有游离 CO_2（17.6 mg/L）和 H_2S（2.84 mg/L）等有医疗价值的化学成分。北京新侨饭店和北京人民机械厂的热水井，井深分别为 1 200 m 和 914.45 m，水温分别为 54 ℃ 和 40 ℃，水内含有 H_2S 气体。热水均产自被第三系和第四系覆盖的震旦系雾迷山组含硅质条带石灰岩地层。我们认为，北京小汤山和良乡含有地下热水的震旦系雾迷山组含硅质条带的石灰岩地层是出露地表的地下热水矿床，而分布在北京城区（东南）、由震旦系雾迷山组硅质条带石灰岩组成的地质构造小凸起,是埋藏在地表以下 1 000 m 左右的地下热水矿床。对北京小汤山温泉水质 20 余年观察证明[3],其水质稳定,化学成分、溶解气体成分等变化均很小。北京城内地下热水的化学成分、气体成分与小汤山温泉相似,应积极开发利用。

二、天津地下热水矿床

天津附近地下热水分布面积 700 km^2。从热水赋存条件来看,一是分布在第三系孔隙层中的孔隙热水,水温 30 ~ 50 ℃,水化学类型为 $HCO_3 - Na$、$HCO_3 \cdot Cl - Na$ 型和 $Cl \cdot HCO_3 - Na$ 型,矿化度 0.4 ~ 1.0 g/L,埋藏深度 600 ~ 900 m;二是分布在松散层下古生代石灰岩地层组成的地下热水矿床里的岩溶裂隙水,埋藏深度为 1 000 ~ 1 200 m,水温 70 ~ 96 ℃,水量大,单井自流量 1 500 m^3/d 以上。天津有王兰庄地下热水矿床,面积约 400 km^2;万家码头地下热水矿床,面积约 119 km^2;山岭子地下热水矿床,面积约 171 km^2。

天津第三系孔隙热水化学成分水平分布规律极为明显,总的趋势是从西北到东南由简单到复杂,水化学类型由 $HCO_3 - Na$ 型过渡为 $HCO_3 \cdot Cl - Na$ 型或 $Cl \cdot HCO_3 - Na$ 型和 $Cl \cdot SO_4 \cdot HCO_3 - Na$ 型,矿化度由 0.4 ~ 0.6 g/L 过渡到 0.6 ~ 1.0 g/L 和大于 1.0 g/L。水中可溶 SiO_2 含量随热水温度增高而增多。热水可溶 SiO_2 含量一般小于 15 mg/L,靠近热异常区 SiO_2 含量由 16 mg/L 逐渐增加到 28 mg/L,成为热水的明显标志。

古生代石灰岩地层热水化学特征是硬度低、碱度大、氟含量高,水化学类型为 $HCO_3 - Na$、$Cl \cdot HCO_3 - Na$ 型,矿化度一般小于 2 g/L,热水里可溶性 SiO_2 含量为 25 mg/L 左右。天津地下热水为城市工农业生产和人民生活所利用,对节约油、煤和减少城市污染已收到较好效果。

三、冀中平原地下热水矿床

冀中地区是一个中、新生代断陷盆地,西邻太行山,东至沧县隆起,北起燕山,南止邯郸,面积约 38 000 km²。该区内沉积了巨厚的第三系,其厚度最大可达 8 000 m 以上。在上第三系含有多层地下热水,有些地区可开发利用。在下第三系一般不含地下热水。由震旦系和古生代碳酸盐岩组成的地质构造凸起部位形成了大小不等、形状不一的埋藏在地下 500~3 000 m 以上的地下热水矿床。其中,牛驼镇、高阳、宁晋、深泽、容城的地下热水矿床面积分别为 476 km²、809 km²、316 km²、256 km² 和 156 km²。在河北省冀中平原,地下热水分布面积达 4 500 km² 以上。根据 80 口钻孔原始资料统计,单井最大自流量可达 5 365 m³/d,水温最高为 118 ℃(见表 1、表 2)。上第三系孔隙热水矿化度不高,一般为 0.5 g/L 左右,最大可到 1.09 g/L。水化学类型多为 HCO_3·$Cl - Na$ 型和 $HCO_3 - Na$ 型,也有 Cl·$HCO_3 - Na$ 型。pH 为7.6~9.1,属于弱碱性热水。热水中阴离子以 HCO_3^- 占优势,摩尔百分数一般为 50% 左右,其次为 Cl^- 和 SO_4^{2-}。阳离子以 Na^+ 占优势摩尔百分数为 98%,Ca^{2+} 的摩尔百分数为 1.5%,Mg^{2+} 含量很低。总硬度一般为 0.28~0.97 德国度,最高可达 2.21 德国度。pH 高,碱性大,硬度低,钙质结垢少,是冀中平原上第三系热水水质的主要特征。震旦系雾迷山组和寒武、奥陶系石灰岩地层组成的地下热水矿床中的岩溶裂隙热水,其水质类型在平面上有分带特征和规律性变化。水化学类型从西北向东南经过保定和任丘,由 HCO_3·$Cl - Na$ 型到 Cl·$HCO_3 - Na$ 型,再到 $Cl - Na$ 型。在 $Cl - Na$ 型内部还包含有 Cl·$SO_4 - Na$ 型。热水矿化度由 0.5~1.0 g/L 到 2.5~6.9 g/L,再到 1.8~33.7 g/L。pH 为 6.80~8.95。热水中各种离子含量以雄县坝 26 井为例,阴离子 Cl^- 占优势,为 1 267 mg/L,摩尔百分数为 80.81%;阳离子 Na^+ 910 mg/L,摩尔百分数为 94.39%。Ca^{2+}、Mg^{2+} 含量各为 30 mg/L 左右,摩尔百分数分别为 1.79% 和 3.65%;HCO_3^- 含量为 514.59 mg/L,摩尔百分数为 19.09%。热水里含有:F^- 11.0 mg/L、Br^- 2.4 mg/L、I^- 0.80 mg/L、H_2SiO_3 55.25 mg/L、HBO_2 24.00 mg/L、H_2S 0.15 mg/L、NH_4^+ 0.37 mg/L、Fe^{3+} 0.80 mg/L、Fe^{2+} 0.20 mg/L,游离 CO_2 39.6 mg/L。每口地下热水井里所含阴阳离子种类和数量不同,不再赘述。

表1　冀中平原自流地下热水井热水放热量统计

序号	井口水温 (℃)	可用温差 (℃)	可用水量 (m^3/d)	放出热量 (kJ/d)	相当于标准煤 (t/a)
1	77	52	288	62 644 608	728.8
2	85	60	490	122 980 200	1 430.8
3	54	29	150	18 923 892	220.1
4	45	20	149	12 465 340	145
5	98	73	1 440	439 716 960	5 115.8
6	80	55	350	80 522 750	936.8
7	84	59	982	242 354 650	2 819.6
8	83	58	547	132 709 850	1 543.9
9	60	35	123	18 007 815	209.5
10	118	93	2 050	797 488 950	1 278.3
11	64.5	39.5	230.4	38 068 646	442.8
12	74	49	177.1	36 303 755	422.3
13	95	170	4 300	1 259 083 000	14 648.5
14	56	31	180.4	23 398 196	272.2
15	67	42	1 382.4	242 868 320	2 825.6
16	62	37	154	23 834 734	277.1
17	85	60	432.4	108 523 750	1 262.6
18	76	51	360	767 998 800	893.5
19	94	69	433	124 975 490	1 454

序号	井口水温 （℃）	可用温差 （℃）	可用水量 （m³/d）	放出热量 （kJ/d）	相当于标准煤 （t/a）
20	66	41	925.9	158 794 620	1 847.4
21	73	48	2 592	520 432 120	6 054.9
22	80	55	1 563.4	359 692 820	4 184.7
23	68	43	1 641.6	295 272 950	3 435.3
24	56	31	216	28 009 368	325.8
25	52	27	103	11 632 923	135.3
26	82	57	414.7	98 877 335	1 150.3
27	94	69	498	143 736 240	1 672.2
28	98	73	1 174	358 491 460	4 170.8
29	52	27	125	14 117 625	164.2
30	86	61	1 075	2 743 300 220	3 191.3
31	56	31	197.7	25 644 132	298.3
32	93	68	816	232 085 380	2 700.4
33	90	65	985	267 816 570	3 115.8
34	93	68	1 963	559 785 790	6 512.7
35	62	37	312	48 288 552	561.8
36	89	64	597	159 877 600	1 860
37	66	41	261˙	44 762 283	520
38	83	58	1 480	359 068 720	4 177.5
39	73	48	1 512	303 585 400	3 532
40	60	35	5 365	785 565 300	9 139.5
41	70	45	288	54 211 680	630.7
42	73	48	410	8 231 440	957.7
43	71.5	46.5	470	91 419 465	1 063.6
44	70	45	432	81 317 520	946
45	80	55	523	121 474 320	1 413.2
46	50	25	1 468.8	153 599 760	1 787
47	67	42	211	37 069 746	431
48	76	51	909	193 919 690	2 256

序号	井口水温 (℃)	可用温差 (℃)	可用水量 (m³/d)	放出热量 (kJ/d)	相当于标准煤 (t/a)
49	64	39	217	35 400 729	411.8
50	66	41	266	45 619 798	530
51	59	34	159	22 613 298	263
52	55	30	117	14 682 330	170.8
53	65	40	352	58 697 490	685.2
54	59	34	155	22 044 410	256.4
55	30	5	446.4	93 364 560	108.6
56	70	45	267	52 058 745	584.7
57	69	44	123.2	22 682 568	263.8
58	64	39	110	17 945 070	208.7
59	46	21	180	15 811 740	183.9
合计			45 150.4		116 829.6

表 2　冀中平原非自流地下热水井热水放热量统计

序号	水温 (℃)	可用温差 (℃)	可用水量 (m³/d)	放出热量 (kJ/d)	相当于标准煤 (t/a)
1	43	18	117	8 809 398	102.4
2	65	40	105	17 568 600	204.4
3	46	21	118	10 365 474	120.5
4	45	20	124	10 373 840	120.6
5	90	65	420	114 195 900	1 328.6
6	58	33	305	42 101 895	489.8
7	97	72	284	85 533 984	995.1
8	115	90	403	151 717 410	1 765.1
9	87	62	167	43 310 782	503.8
10	112	87	240	87 341 040	1 061.1
11	81	56	100	23 424 800	272.5
12	82	57	495	118 023 340	1 373.1

序号	水温 (℃)	可用温差 (℃)	可用水量 (m³/d)	放出热量 (kJ/d)	相当于标准煤 (t/a)
13	52	27	121.7	13 744 919	159.9
14	60	35	140.8	206 138 240	239.8
15	63	38	720	114 446 880	1 331.5
16	35	5	51.7	3 246 426	37.7
17	51	26	126.6	13 768 762	160.1
18	56	31	121	15 690 433	182.5
19	69	44	124	22 822 448	265.5
20	81	56	188	44 038 624	512.3
21	50	25	206	21 542 450	250.6
22	75	50	65	13 594 750	158.1
23	68	43	302	54 320 438	631.9
24	45	20	58	4 852 280	56.4
25	42	17	58.2	4 138 660	48.1
26	56	31	373	48 368 029	562.7
27	40	15	84.4	5 295 678	61.6
28	41	16	92.3	6 190 840	72.0
29	39	14	84.9	4 971 913	57.8
30	64	39	417	68 028 129	791.4
31	40	15	58.6	3 676 857	42.7
合计			6 271.2		7 100.2

四、河南省洛阳龙门、临汝、三李、新郑地下热水矿床

洛阳龙门地下热水矿床位于洛阳市南约 13 km 处。在龙门有多处温泉出露在寒武纪石灰岩地层组成的地质构造凸起部位。地下热水钻孔水温 50 ℃，水化学类型为 $SO_4 \cdot Cl - Na$ 型，矿化度为 1.6 g/L，pH 为 8.36。水内含有 F^- 9.0 mg/L 和 CO_2 4.42 mg/L[4]。

临汝温泉出露在石炭纪厚层块状石灰岩地层组成的地质构造凸起部位的断裂带。温泉水温 63 ℃,水化学类型为 $SO_4 \cdot Cl - Na$ 型,矿化度为 1.92 g/L,水内含有 H_2S 0.15 mg/L、Br^- 1.35 mg/L、F^- 7.80 mg/L 和 As^{5+} 0.01 mg/L 等,pH 为 7.56。

三李地下热水矿床是由出露地表的古生代石灰岩地层组成的地质构造凸起。在构造凸起部位有多处温泉沿着北东 40° 断裂构造分布。温泉水温 38 ~ 40 ℃,水化学类型为 $HCO_3 \cdot SO_4 - Ca \cdot Mg$ 型,矿化度为 0.5 g/L。

新郑地下热水矿床由下古生代碳酸盐岩地层组成,其上已被第四系松散层覆盖,奥陶纪石灰岩地层埋藏在地表以下 500 m 左右。热水矿床面积约 160 km^2。钻孔 1 802,孔深 493.00 m,水位 16.78 m,水量 49.20 t/h,水温 39.8 ℃,水化学类型为 $SO_4 \cdot HCO_3 - Ca$ 型。钻孔 1 801,孔深 404.00 m,水位 5.20 m,水温 34 ℃,水化学类型为 $HCO_3 \cdot SO_4 - Ca$ 型。

五、华北平原地下热水的形成

华北平原是一大型地下热水盆地。该盆地由于受多次地质构造运动的影响,尤其是受燕山运动的作用,使中生代以前的碳酸盐岩地层受北东和北西向断裂控制,形成多凸起、多凹陷和多断裂的区域地质构造特征[5]。其中,凹陷部位在第三纪时期接受了巨厚的沉积物,在此沉积物的 600 ~ 1 000 m 深度范围内,分布着上第三系直接覆盖的震旦系雾迷山组硅质条带石灰岩地层,在地质构造凸起部位、构造裂隙和岩溶空间充满了地下热水。这层地下热水在华北平原下部地质构造凸起地区形成了地下热水矿床。这些矿床水温高、水量大、水质好。

由于地下热水溶滤作用的结果,热水中富集了许多种阴阳离子。地下热水自燕山、太行山等补给区向平原下部运动时,能改变本身的盐类及气体成分,发生变质作用。重碳酸盐水可以变成硫酸盐和氯化物水,钙质水变成钠质水。水中溶解的 CO_2 有时全部损失,有时部分损失。在多数情况下,尤其是在平原下部热水中饱和着 H_2S。因此,热水的化学成分在质和量方面都取决于它的形成环境,它一方面取决于水与所接触到的物质成分及其溶解度,另一方面取决于这一作用进行时的条件。在热水中所进行的物理、化学作用很多,其中主要有水溶解岩石、矿物等固体物质,由热水中析出沉淀物,气体自地热水逸出,热水吸收气体成分,固体物质与水中离子成分之间的离子交换作用和氧化还原作用等。

热水中 Cl^- 含量多,尤其是当水的矿化度增加时,其他阴离子与相应的各种阳离子达到溶度积数值后,先后沉淀而让位于 Cl^-。SO_4^{2-} 是平原下部热水中含有的 H_2S 氧化而成的。水中 Ca^{2+}、Mg^{2+}、HCO_3^-、CO_3^{2-} 的来源是碳酸盐岩与溶解有侵蚀性 CO_2 的水相互作用的产物。从热水中逸出的气体成分可知,水里普遍溶解有 CO_2。如果热水中 CO_2 大于平衡状态 CO_2 的含量时,水中多余的 CO_2 将与碳酸钙或碳酸镁发生作用,结果使水里增加了一定数量的 HCO_3^- 和 Ca^{2+}、Mg^{2+}。当热水由地下深处向地表运移过程中,由于压力降低,水中溶解的 CO_2 自水中逸出。水中 CO_2 减少,会使热水中 HCO_3^- 含量降低并有 $CaCO_3$ 沉淀。碳酸盐沉淀物对热水化学成分的形成以及水中 HCO_3^- 的含量变化都有影响。如果热水中含多量的 HCO_3^-,就必须同时在水中有大量的 CO_2,而 CO_2 就会在地下热水溢出地表或接近地表时逸出水面。因此,在地下热水里含有大量 HCO_3^- 是困难的。

在平原下部热水中 Na^+ 含量最多。水中 Na^+ 占第一位是高矿化水的表现。靠近平原边部的地下热水,往往 Ca^{2+} 含量较多。水中 Ca^{2+} 来源于石灰岩。当含有 CO_2 的热水与石灰岩相互作用时发生下列反应:

$$CaCO_3 + H_2O + CO_2 \rightleftharpoons Ca^{2+} + 2HCO_3^-$$

从式中可以看出,当水中 CO_2 逸出以后,可使水中的 HCO_3^- 转变为 CO_3^{2-}。CO_3^{2-} 与 Ca^{2+} 结合形成 $CaCO_3$,使水中 Ca^{2+} 减少。Mg^{2+} 和 Ca^{2+} 同理。热水中 K^+ 含量较少,是由于 K^+ 易被岩石和土壤吸附。在热水里还含有少量的 Li、Sr、Bi、V、Ti、Zn、Ag、Pb、Cd、Ba、Co、Ra、U、Cr 等稀有元素。

华北平原地下热水逸出气体代表性样品的分析结果(各种气体占体积百分数)如下:CH_4 58.1%、N_2 20.2%、CO_2 19.8%、Ar 0.217%、He 0.229%。热水逸出气体成分及其含量因地而异,各种气体成因也不相同。空气中的 N_2、O_2、CO_2、Ar、He 和 Ne 等气体都能溶解于水中而被带入地下。N_2、Ar、He 和 Ne 等随水运动不会消失;而 O_2 是活泼元素,在地下热水运动过程中易与其他物质作用而消失。通过大量热水逸出的气体成分测定可知,华北平原地下热水一般是在缺少游离氧的还原作用环境下进行的。CH_4 是平原东部和中部热水中主要逸出气体。它是由生物化学作用产生的,其形成主要是难以分解的有机物质的生物化学变化和相对不渗透岩层覆盖的泥质岩层中沥青的生物化学变化,微生物在缺氧条件下分解石油时形成,可以是石油变化的最后产品。在某些情况下,是沉积在地壳深处的沥青岩和煤受到高温作用的结果。死掉的物质因细菌作用而立刻分解,这种有机物质在氧化条件下分解时就形成碳酸气、氮及其他气态物质。如果这种有机物质在缺氧介质中发生分解,就形成 CH_4、N_2 和极少量的 H_2S、CO_2。

在平原下部多数热水中含有 H_2S 气体,H_2S 含量有随热水埋藏深度增加略有增多的趋势。热水中溶解的 H_2S 与热水所处的还原环境有着密切的关系。水中的 H_2S 会随着热水从地下向井口流动开始发生氧化作用,氧化作用的结果是产生 H_2SO_4。当含有 H_2S 的热水流出地表后,在氧化环境下 H_2S 可与游离氧相互作用生成单质硫,其化学反应式是:

$$2H_2S + O_2 = 2S + 2H_2O$$

平原下部热水中溶解的 H_2S 气体是水中硫酸盐还原作用的产物,并溶解在热水中。热水中 H_2S 气体的存在与深部热变质过程的特殊热地球化学环境有关。岩石的物质成分是地下热水中的 H_2S 形成和富集的决定因素。水中的 H_2S 是在热变质作用过程影响下使有机物质和矿化物质成分发生变化。在热水中的硫化物和其他还原形态的硫,大部分是在细菌参与下一些盐类和被溶解的硫酸盐之间反应时形成或其中一部分是一些物质中含硫组分分解时形成。

华北平原地下热水的补给来源,是广泛分布于平原周围的燕山、太行山等山区大气降水。这些大气降水渗入地下,经过较大的构造断裂带和碳酸盐岩岩溶溶洞、裂隙深循环,形成地下热水,分布在震旦系雾迷山组硅质条带石灰岩地层中的构造凸起部位和断裂潜山构造带。地下热水靠对流把地下岩体的热量带到热水埋藏地区,深部岩体的热靠热传导不断达到平衡。地热增温率随地层岩性变化而异。

华北平原地下热水与第三纪侵入的火成岩无关。在华北平原及其周围地区发生多次火山活动,在平原地区内部许多地方有第三纪玄武岩、安山岩等分布。华北平原第三纪火成岩至今已被充分冷却,不是地下热水的有效热源。地下热水的热源主要是来自上地幔的热。这些热以传导的方式向地表运动,并把充满在岩石裂隙或孔隙中的水加热而形成地下热水。华北平原地热资源的特点是:

(1)平原下部的地下热水主要以热传导而被加热;

(2)地热资源严格受燕山期的地质构造运动产生的地质构造凸起所控制;

(3)地下热水的补给来源是山区大气降水渗入地下,经过较大的构造断裂带和碳酸盐岩地层岩溶溶洞、断裂裂隙深循环以后形成的,地下热水的温度和地下热水含水层的埋藏深度与该地区热量大小有关。

（4）华北平原周围山区岩溶溶洞发育和平原下部钻孔泥浆漏失严重，以及钻探时有放空等现象，完全可以说明我国华北平原下部碳酸盐岩地层是一个大型地下热水连通体。

参考文献

[1] 何世春. 冀中平原地下热水特征[J]. 中国地质,1984(11).

[2] 何世春. 北京小汤山热矿水成因初步探讨[J]. 地质论评,1965(5).

[3] 何世春,等. 偃龙煤田龙门热矿水的成因探讨[J]. 中国煤田地质,1989(2).

[4] 何世春. 华北平原的地下热水[N]. 地质报,1983-04-22.

（原载于《资源开发与保护》第6卷第2期,1990年）

第五节　华北平原地下热水中的铁离子

铁是人体中不可缺少的元素。人体内铁过多会产生毒性。在供水中经常遇到铁离子。水中含铁量在 0.3～0.5 mg/L 时,无任何异味,达 1 mg/L 时便有明显的金属味。水中含有较大量的铁时,水呈现黄褐色。

华北平原和京津地区地下热水井的热水中多含有过量的二、三价铁离子。例如宁 4 地下热水井,水中二价铁离子含量达 42 mg/L、三价铁离子含量达 24 mg/L;天津津 2 地下热水井,水中二价铁离子含量达 6.20 mg/L、三价铁离子含量为 3.40 mg/L;北京地热 8 井,地下热水中二价铁离子含量为 3.30 mg/L、三价铁离子含量为 1.70 mg/L。含二价铁离子高的地下热水井,当地下热水刚抽到地表时,是无色清澈透明的,可是稍停留以后,水变浑浊,影响利用。如果利用这种水洗涤衣物,衣服上会生成锈色斑点。把这种水作为纺织用水时,纺织品上也会产生锈色斑点。作为造纸用水时,会使纸浆变黄。作为游泳用水时,会使水接触到的墙壁着上黄褐色的锈斑,等等。因此,使用二价铁离子含量高的地下热水,会给人民生活带来许多不便。为了解北京、天津和华北平原地区的地下热水中二价铁离子和三价铁离子的含量情况及地下热水从井里到达地表后产生的变化,笔者亲自到现场一一调查并进行地下热水中二价铁离子和三价铁离子含量的测定。

根据北京新桥饭店地下热水井抽水老工人说:这口地下热水井刚打出来的时候,附近群众很是欢迎,后来发现水抽上来后不久就变浑了,人们也就不那么爱用了。这就不能不引出一个问题,从地下深处抽上来的热水为什么开始是无色清澈透明的,可后来又变浑了呢?为了解释这种现象,充分利用宝贵的地下热水资源,笔者在这里谈谈产生这种现象的原因及利用二价铁离子含量高的地下热水时应注意的问题。

地下热水的铁质对人的健康是有影响的。如果水中含铁浓度大于0.3 mg/L时,水就会变浑。这是因为二价铁离子在水中的溶解度较大,水刚抽上来时虽然清澈透明,但此热水一和空气里的氧气接触,水里的二价铁离子就被空气中的氧气氧化,生成难溶于水的氢氧化铁沉淀而从水中析出。这就是地下热水出露地表以后水由清澈透明变浑的道理。其化学反应方程式如下:

$$Fe^{2+} + O_2 + H_2O \longrightarrow Fe(OH)_3\downarrow$$

北京、天津和华北平原地区地下热水里的二价铁离子和三价铁离子是从哪里来的呢?以下作一简单分析。

铁在地球表面分布极广,仅次于氧、硅、铝,居第四位。但地壳中的铁质多半都是难溶的化合物。铁质进入地下热水,主要通过以下几种途径:

(1)含碳酸的地下热水对岩层中二价铁的氧化物起溶解作

用。含有碳酸的地下热水在通过地层的溶滤过程中，能逐渐溶解岩层中二价铁的氧化物而生成可溶性的重碳酸亚铁：

$$FeO + 2CO_2 + H_2O = Fe(HCO_3)_2$$

当岩层中有碳酸亚铁如菱铁矿存在时，碳酸亚铁在碳酸作用下也能溶解于水：

$$FeCO_3 + CO_2 + H_2O = Fe(HCO_3)_2$$

重碳酸亚铁 $Fe(HCO_3)_2$ 是地下热水最常见的铁质形态。

（2）三价铁的氧化物在还原条件下被还原而溶解于水。三价铁的氧化物被硫化氢还原的过程如下：

$$Fe_2O_3 + 3H_2S = 2FeS + 3H_2O + S$$

生成的硫化物 FeS 在碳酸作用下溶解于水：

$$FeS + 2CO_2 + 2H_2O = Fe(HCO_3)_2 + H_2S$$

（3）铁的硫化物被氧化而溶解于水：

$$2FeS_2 + 7O_2 + 2H_2O = 2FeSO_4 + 2H_2SO_4$$

由于地下热水对北京、天津和华北平原石灰岩的溶滤作用，使地下热水中只含有溶解性的铁的化合物。根据地下热水中铁质来源，地下热水主要含有的铁质是二价铁的重碳酸盐。二价铁的重碳酸盐是强电解质，它在水中能够充分离解：

$$Fe(HCO_3)_2 = Fe^{2+} + 2HCO_3^-$$

因此，二价铁在地下热水中主要是以 Fe^{2+} 的形式存在，三价铁离子在 pH > 5 的水中溶解度很小。因此，在北京、天津和华北平原地区的地下热水中，三价铁离子一般含量甚微。

二价铁离子在不含碳酸盐的地下热水中的溶解度：在本区内的氯化钠型地下热水中，二价铁离子能和热水中的氢氧根离子结合生成难溶的氢氧化铁，其化学反应式为：

$$Fe^{2+} + 2OH^- \longrightarrow Fe(OH)_2 \downarrow$$

因此，限制了二价铁离子在水中的浓度。例如兴济1井，水温 60.8 ℃，每升水中 Fe^{2+} 含量为 0.08 mg、Fe^{3+} 为 0。雄 3 井地下热水产自华北平原雄县地下 1 283 m 的石灰岩地层里,井口水温 85 ℃,每升热水中含有 Fe^{2+}0. 24 mg、Fe^{3+}0. 28 mg。

当地下热水出露地表后,在热水中有溶解氧存在时,水中的二价铁离子易被氧化为三价铁离子。水中溶解氧时,二价铁的氧化反应一般是

$$4Fe^{2+} + O_2 + 2H_2O = 4Fe^{3+} + 4OH^-$$

地下热水中二价铁的氧化反应速度与水中二价铁的浓度是一致的。氧化后生成的三价铁离子在水中的溶解度极小,是以氢氧化铁形式由水中沉淀析出的。因此,当北京、天津和华北平原含有二价铁离子的地下热水抽出井口以后因接触了空气,并溶解了空气中的氧气,破坏了二价铁离子原来在地下热水中的稳定条件,氧化后生成氢氧化铁沉淀物,这样就使原来清澈透明的地下热水变得浑浊。影响地下热水中二价铁离子氧化反应速度的因素有接触空气中氧的浓度、热水温度和热水的 pH 等。

北京、天津和华北平原地下热水中的三价铁离子:北京热 8 井,地下热水产自地下 1 200.80 m 深的震旦纪石灰岩地层里,温度为 54. 3 ℃,每升水中含有 1. 70 mg 三价铁离子。天津增 3 井,地下热水产自地下 2 300 m 的石灰岩地层里,水温 82 ℃,每升水中含有 1. 04 mg 三价铁离子。华北平原中部晋 43 热水井,地下热水产自 1 700 m 深的震旦纪石灰岩地层里,井口水温 78 ℃,每升水中含有 4. 4 mg 三价铁离子。

由于地下热水中的三价铁离子能和热水中的氢氧根离子化合生成氢氧化铁沉淀物,所以一般来说热水中三价铁离子含量并不高。北京、天津和华北平原地下热水中三价铁离子除少数几处井含量较高外,多数热水井水中含量并不高,有的热水井水中不含三价铁离子。例如,北京地热 24 井水、小汤山温泉水和天津兴济 1 井等,热水中三价铁离子化验结果为 0。由于三价铁离子在地下热水中的溶解度小,又常以氢氧化铁形式沉淀析出,所以多数井里

的地下热水三价铁离子含量都很低。

含有二价铁离子的地下热水在地层中经过长期过滤,一般来说多数地下热水流出井口以后都是清澈透明的,几乎是不含有悬浮物的。笔者调查的北京市内地下热水井、北京小汤山温泉水、天津市附近地下热水井和华北平原地下热水井,几乎都是如此。可是,当地下热水流出井口或被抽到地面以后,由于空气中的氧迅速溶解于水中,并逐渐将地下热水中的二价铁离子氧化为三价铁离子,生成溶解度极小的氢氧化铁沉淀物由水中析出。由于水的表面直接与大气接触,表面水中溶解氧的浓度最大,使地下热水中二价铁离子被氧化成三价铁离子也比较快,有时还能在水面上生成一层氢氧化铁薄膜。这层薄膜在光线照射下,因产生光的干涉现象而呈现五光十色,好像在水面上漂了一层油膜一样。在地下热水内部,水亦因有氢氧化铁沉淀析出而发浑,有的可以发现有棕黄色的氢氧化铁沉淀物析出。

地下热水中二价铁离子和三价铁离子之间的氧化还原反应,都有着相应的氧化还原电位。Fe^{2+} 和 Fe^{3+} 的氧化还原反应为:

$$Fe^{3+} + e = Fe^{2+}$$

通过野外现场实测可知,北京、天津和华北平原地下热水在地下深部时是处于还原状态,各地下热水井水的氧化还原电位也比较低。例如,北京市呼家楼地下热水井热水的氧化还原电位 Eh 为 -180 mV、天津市咸水沽地下热水的氧化还原电位 Eh 为 -240 mV,河北省沧县地下热水的氧化还原电位 Eh 为 -200 mV,等等。当这些地区的地下热水流出井口或被抽至地面与空气接触以后,由于空气中的氧气溶解于水中,使电位值升高,也就在此时此刻地下热水中的二价铁离子被氧化并生成氢氧化铁沉淀物从热水中析出。因此,地下热水接触空气以后,二价铁离子被氧化并生成氢氧化铁 $[Fe(OH)_3]$,即由不稳定状态向稳定状态转化。

结论：

北京、天津和华北平原的地下热水刚流出地表或抽到井口时清澈透明，水中铁质主要为溶解性的二价铁离子，铁的化合物形态多为重碳酸亚铁，其他形式铁质含量甚微。

当含有二价铁离子的地下热水与空气接触以后，空气中的氧迅速溶于水，并逐渐将水中的二价铁离子氧化成溶解度极小的氢氧化铁沉淀物使水浑浊，使原来清澈透明的地下热水变成棕黄色。

参考文献

[1] 何世春. 北京小汤山热矿水成因初步探讨[J]. 地质评论,1965,23(5):371-378.
[2] 何世春. 冀中平原地下热水特征[J]. 中国地质,1984(11):16-18.
[3] 何世春. 地热资源普查勘探方法综述[J]. 工程勘察,1985(2):70-73.
[4] 何世春. 北京的温泉[M]. 地球,1986(1):16.
[5] 何世春. 华北平原地下热水矿床分布规律及形成[J]. 资源开发与保护,1990,6(2)

（原载于《物探与化探》1993 年第 1 期）

该文章被郑州市科学技术协会评为 1989 年度二等优秀学术论文。1994 年 7 月 11 日,美国《CHEMICAL ABSTRACTS》杂志引用并介绍该文章内容。

第六节 地下热水的锈斑与腐蚀
——以华北平原为例

一、锈斑

铁是人体中不可缺少的元素。人体内铁过多具有毒性。在供水中经常遇到铁离子。水中含铁量在 0.3~0.5 mg/L 时，无任何异味，达 1 mg/L 时便有明显的金属味。水中含有较大量的铁时，水呈现黄褐色。

在华北平原的地下热水里多含有过量的 Fe^{2+}、Fe^{3+}。例如宁4 地下热水井，水里 Fe^{2+} 含量 42 mg/L、Fe^{3+} 含量 24 mg/L；津2 地下热水井，水里 Fe^{2+} 含量 6.20 mg/L、Fe^{3+} 含量 3.40 mg/L；北京地热 8 井，水里 Fe^{2+} 含量 3.30 mg/L、Fe^{3+} 含量 1.70 mg/L。含 Fe^{2+} 高的地下热水井，当地下热水刚抽到地表时，水无色清澈透明，可是稍停留以后，水变浑浊，影响利用。如果用这种水洗涤衣物，衣服上会生成锈色斑点。把这种水作为纺织用水，纺织品上也会产生锈色斑点。作为造纸用水时，会使纸浆变黄。作为游泳用水时，会使水接触到的墙壁着上黄褐色的锈斑，等等。因此，直接利用二价铁离子含量较高的地下热水时，会给人民生活带来许多不便。

有的抽水老工人说：这口地下热水井刚打出来的时候，附近群众很是欢迎。后来发现水抽上来以后不久就变浑了，人们也就不那么爱用了。这就不能不引出一个问题：从地下深处抽上来的热水为什么开始是无色清澈透明的，可后来又变浑了呢？为了解释这种现象和充分利用宝贵的地下热水资源，笔者在这里谈谈产生这种现象的原因和利用二价铁离子含量高的地下热水时应注意的问题。

地下热水中的铁质对人的健康是有影响的。如果水中含铁浓度大于 0.3 mg/L 时，水则变浑。这是因为二价铁离子在水中的溶解度较大，水刚抽上来时虽然清澈透明，但此热水一和空气里的氧气接触，水里的二价铁离子就被空气中的氧气氧化，生成难溶于水的氢氧化铁沉淀而从水中析出。这就是地下热水出露地表以后水由清澈透明变浑的道理。其化学反应方程式如下：

$$Fe^{2+} + O_2 + H_2O \longrightarrow Fe(OH)_3 \downarrow$$

地下热水中的 Fe^{2+} 和 Fe^{3+} 是从哪里来的呢？以下作一简单

分析。

铁在地球表面分布极广,仅次于氧、硅、铝而居第四位。但地壳中的铁质多半都是难溶的化合物。铁质进入地下热水,主要通过以下几种途径:

(1)含碳酸的地下热水对岩层中二价铁的氧化物起溶解作用。含有碳酸的地下热水在通过地层的溶滤过程中,能逐渐氧化岩层中溶解的二价铁而生成可溶性的重碳酸亚铁:

$$FeO + 2CO_2 + H_2O = Fe(HCO_3)_2$$

当岩层中有碳酸亚铁如菱铁矿存在时,碳酸亚铁在碳酸作用下也能溶解于水:

$$FeCO_3 + CO_2 + H_2O = Fe(HCO_3)_2$$

此式中的重碳酸亚铁是地下热水最常见的铁质形态。

(2)三价铁的氧化物被硫化氢还原的过程如下:

$$Fe_2O_3 + 3H_2S = 2FeS + 3H_2O + S$$

生成的硫化物 FeS 在碳酸作用下溶解于水:

$$FeS + 2CO_2 + 2H_2O = Fe(HCO_3)_2 + H_2S$$

铁的硫化物被氧化而溶解于水:

$$2FeS_2 + 7O_2 + 2H_2O = 2FeSO_4 + 2H_2SO_4$$

由于地下热水与石灰岩的溶滤、溶解作用,使地下热水中只含有溶解性的铁的化合物。根据地下热水中铁质来源,水中主要含有的是二价铁的重碳酸盐。它是强电解质,在水中能够充分离解:

$$Fe(HCO_3)_2 = Fe^{2+} + 2HCO_3^-$$

因此,二价铁在地下热水中主要是以 Fe^{2+} 的形式存在;Fe^{3+} 在 pH >5 的水中溶解度很小。所以,在华北平原以及其他地区的地下热水中,Fe^{3+} 一般含量甚微。

Fe^{2+} 在不含碳酸盐的地下热水中的溶解度:在本区氯化钠型地下热水中,二价铁离子能和热水中的氢氧根离子结合生成难溶的氢氧化铁,其化学反应式为:

$$Fe^{2+} + 3OH^- \longrightarrow Fe(OH)_3 \downarrow$$

因此,限制了 Fe^{2+} 在水中的浓度。例如兴济 1 井,水温 60.8 ℃,每升水里 Fe^{2+} 含量为 0.08 mm、Fe^{3+} 含量为 0。雄 3 井口水温 85℃,每升水里含 Fe^{2+} 0.24 mm、Fe^{3+} 0.28 mm。

当地下热水出露地表后,在热水里有溶解氧存在时,水中的 Fe^{2+} 易于氧化为 Fe^{3+}。水中溶解氧时,二价铁的氧化反应一般是

$$4Fe^{2+} + O_2 + 2H_2O = 4Fe^{3+} + 4OH^-$$

地下热水中二价铁的氧化反应速度与水中二价铁的浓度是一致的。氧化后生成的 Fe^{3+} 在水中的溶解度极小,是以氢氧化铁形式由水中沉淀析出。因此,当含有 Fe^{2+} 的地下热水抽出井口以后接触了空气,并使热水中溶解了空气中的氧气,破坏了 Fe^{2+} 原来在地下水中的稳定条件,氧化后生成 $Fe(OH)_3$ 沉淀物,这样就使原来清澈透明的地下热水变成浑浊。影响地下热水中 Fe^{2+} 氧化反应速度的有接触空气中氧的浓度、热水温度和水的 pH 等。

华北平原地下热水中含有 Fe^{3+}。例如,北京地热 8 井,热水产自地下 1 200.80 m 深的震旦纪雾迷山组石灰岩地层里,水温 54.3 ℃,每升水里含有 1.70 mg Fe^{3+}。天津增 3 井,地下热水产自地下 2 300 m 的石灰岩地层里,水温 82 ℃,每升水里含有 1.04 mg Fe^{3+}。在平原中部的晋 43 热水井,热水产自 1 700 m 深的震旦纪雾迷山组石灰岩地层里,井口水温 78 ℃,每升水里含有 4.4 mg Fe^{3+}。

由于地下热水中的 Fe^{3+} 能和热水中的氢氧根离子(OH^-)化合生成 $Fe(OH)_3$ 沉淀物,所以一般来说热水里 Fe^{3+} 含量并不高。华北平原地下热水里的 Fe^{3+} 除少数几处地下热水井外,多数热水井的水化验结果并不高。有的热水井水里不含 Fe^{3+}。例如,北京地热 24 井水、小汤山温泉水和天津兴济 1 井水等,Fe^{3+} 含量为 0。由于 Fe^{3+} 在地下热水中的溶解度小,又常以 $Fe(OH)_3$ 形式沉淀析出,所以多数地下热水井里水的 Fe^{3+} 含量都很低。

含有 Fe^{2+} 的水在地层中经过长期过滤，一般来说流出井口以后都是清澈透明的，几乎是不含悬浮物的。笔者调查的北京小汤山温泉水、北京市内地下热水井、天津市地下热水井和华北平原地下热水井，几乎都是如此。可是，当地下热水流出井口或被抽到地面以后，由于空气中的氧迅速溶解于水中，并逐渐将地下热水中的 Fe^{2+} 氧化成 Fe^{3+}，生成溶解度极小的 $Fe(OH)_3$ 沉淀物由水中析出。由于水的表面直接与大气接触，表面水中溶解氧的浓度最大，使地下热水中 Fe^{2+} 被氧化成 Fe^{3+} 也比较快，有时还能在水面上生成一层 $Fe(OH)_3$ 薄膜。这层薄膜在光线照射下，因产生光的干涉现象而呈现五光十色，好像在水面上漂了一层油膜一样。地下热水亦因有 $Fe(OH)_3$ 沉淀析出而发浑，有的可以发现有棕黄色 $Fe(OH)_3$ 析出。

地下热水中 Fe^{2+} 和 Fe^{3+} 之间的氧化还原反应为：

$$Fe^{3+} + e = Fe^{2+}$$

通过野外现场实测可知，京津和华北平原地下热水在地下深部时是处于还原状态，各地下热水井水的氧化还原电位也比较低。例如，北京市呼家楼地下热水井热水的氧化还原电位 Eh 为 -180 mV，天津市咸水沽地下热水的氧化还原电位 Eh 为 -240 mV，河北省沧县地下热水的氧化还原电位 Eh 为 -200 mV，等等。当这些地区的地下热水流出井口或被抽到地面与空气接触以后，由于空气中的氧气（O_2）溶解于水中，使电位值升高，同时地下热水中的 Fe^{2+} 被氧化并生成 $Fe(OH)_3$ 沉淀物从热水中析出。因此，地下热水接触空气以后，Fe^{2+} 被氧化并生成氢氧化铁[$Fe(OH)_3$]沉淀，即由不稳定状态向稳定状态转化。

二、腐蚀

腐蚀是一个代价很高的浪费过程。据美国估算，美国每年要将产量的 25% 用于更换由于腐蚀而引起的金属损失。腐蚀是金属结构的变质,通常都伴随着金属在溶液中的损失,其作用方式有生锈、坑蚀、结瘤、开裂或脆化等。

华北平原地下热水的化学成分和溶解的气体组成决定其对各设备的腐蚀性。平原深部地下热水主要阴阳离子有 Cl^- (84.73 ~ 22 865.3 mg/L)、SO_4^{2-} (0 ~ 40 413 mg/L)、HCO_3^- (76.3 ~ 3 772 mg/L)、CO_3^{2-} (0 ~ 168.0 mg/L)、$K^+ + Na^+$ (151 ~ 19 219.6 mg/L)、Ca^{2+} (1 ~ 1 042 mg/L)、Mg^{2+} (0.24 ~ 442 mg/L),矿化度为 0.508 ~ 52.79 g/L。热水里氟离子含量较高,多为 6.00 ~ 15.00 mg/L。热水里普遍溶解有多种气体,在标准状态下,坝 26 井热水逸出气体体积百分数为:甲烷(CH_4) 58.1%,氮(N_2) 20.2%,二氧化碳(CO_2) 19.8%,氧(O_2) 1.4%,氩(Ar) 0.217%,氦和氖($He + Ne$) 0.229%。从震旦纪雾迷山组岩地层中流出来的 49.8 ℃的宁 4 井热水,逸出气体体积百分数分别为:二氧化碳(CO_2) 91.2%,氮(N_2) 5.95%,氧(O_2) 1.66%,甲烷(CH_4) 1.2%。平原下部热水多数含有硫化氢(H_2S)气体,例如,济 1 井热水含 10.53 mg/L,北京地热 24 井热水含 2.84 mg/L,新王 3 井热水含 2.09 mg/L 等。由此可见,华北平原地下热水本身就是一种天然溶液,是一复杂的流动系统。热水中氯离子含量之多,可用氯盐较其他盐类有更好的溶解性来说明。尤其是当水的矿化度增加时,别的阴离子与相应的各种阳离子达到溶度积数值后先后沉淀而让位于氯离子。水中硫酸根离子主要来源是各种含有石膏($CaSO_4 \cdot 2H_2O$)的沉积岩,也可以是硫化氢等硫化物氧化而成。热水里重碳酸根和碳酸根离子是来源于碳酸钙和碳酸镁等碳酸盐岩的溶解。热水中所含的气体有易溶解的硫化氢、二氧化碳,也有溶解度弱的氮、氧、氩、氦、甲烷等。众所周知,组成混合物的气体溶于水中的数量与每种气体单独存在时的分压成正比(分压定律)。在地下热水中,影响气体溶解的因素有地下热水的温度、气体分压、溶解系数和水的矿化度。

溶解在地下热水中的硫化氢(H_2S)等气体,能独自逸出水面,排入大气中污染空气。硫化氢气体和水银蒸气一样,只要在空气中有极少的含量都是非常危险的。由于硫化氢有毒和具有强烈的腐蚀性,在开发地下热水资源时,安全和腐蚀就成为重要问题。

硫化氢在近地表氧化作用下易氧化成硫酸。硫酸在钻孔里遇到铁时对铁产生腐蚀,其化学反应过程可用下列化学方程式表示:

$$2H_2S + O_2 \longrightarrow 2H_2O + 2S$$
$$S + O_2 \longrightarrow SO_2$$
$$SO_2 + H_2O \longrightarrow H_2SO_3$$
$$H_2SO_3 + O_2 \longrightarrow H_2SO_4$$
$$H_2SO_4 + Fe \longrightarrow FeSO_4 + H_2 \uparrow$$

地下热水对钻孔的作用:

$$2HCO_3^- + Fe^{2+} \longrightarrow FeCO_3 \downarrow + H_2O + CO_2 \uparrow$$

在地下热水内:

$$Cl^- + H^+ \longrightarrow HCl$$
$$2HCl + Fe \longrightarrow FeCl_2 + H_2 \uparrow$$
$$F^- + H^+ \longrightarrow HF$$
$$2HF + Fe \longrightarrow FeF_2 + H_2 \uparrow$$

从上述方程式可以看出,含 H_2S 的水溶液在氧的作用下形成硫酸并生成氢气。氢气在适宜的条件下可以使钢材起泡和变脆。华北平原地下热水对金属易产生表面腐蚀,表面腐蚀通常导致金属表面损耗和形成麻坑。在还原的水文地球化学环境下,由于热水中缺氧,所以腐蚀通常并不严重。但在地下热水接近地表的地方,往往由于地下热水掺入空气,在接近地表的套管柱端部,易发生较严重的外部腐蚀。

由于硫化氢气体可引起严重腐蚀,含有大量硫化氢的水会使某些金属断裂。特别是在硫化氢和结晶硫含量高的热水井中,腐蚀成为生产中的主要问题。腐蚀严重时,会使金属整片剥落,使合金钢在很短时间内发生破裂。腐蚀部位是在井管下部氧化带范围内进行的,大约是在空气参加影响的范围内,并以小的坑、点腐蚀形式侵蚀金属。腐蚀产物形成硫化物沉淀。腐蚀易发生在地下热水流速低的部位,金属的化学成分对硫化氢的腐蚀作用有一定的影响。影响硫化氢腐蚀的因素有硫化氢浓度、水溶液的 pH 和温度等。

华北平原地下热水的腐蚀类型可以用电化学、氧化—还原反应来作解释。在此,我们把腐蚀实际情况中的氧化—还原化学或电化学作为应用实例。例如一根铁管的腐蚀过程如下:

氧化反应将 Fe 变成 Fe^{2+} 释放于地下热水溶液中

$$Fe \Longrightarrow Fe^{2+} + 2e$$

电子与地下热水溶液中的 H^+ 反应形成氢气,并以气泡形式逸出溶液。

$$2H^+ + 2e \Longrightarrow H_2$$

如果地下热水在氧化的水文地球化学环境下,电子在地下热水溶液中与 H^+ 和氧气(O_2)发生反应并生成水:

$$4H^+ + O_2 + 4e \Longrightarrow 2H_2O$$

以上两种反应中,地热水中 H^+ 被消耗掉,pH 升高,并有大量的 OH^- 出现。当 pH 变得足够高时,可形成二价铁的氢氧化物:

$$Fe^{2+} + 2OH^- \Longrightarrow Fe(OH)_2$$

在氧化的水文地球化学环境下,因地下热水中有充足的氧气,则 Fe^{2+} 转化为 Fe^{3+}:

$$4Fe^{2+} + 4H^+ + O_2 \Longrightarrow 4Fe^{3+} + 2H_2O$$

Fe^{3+} 与地下热水溶液中的 OH^- 反应形成氢氧化铁并沉淀出来:

$$Fe^{3+} + 3OH^- \Longrightarrow Fe(OH)_3 \downarrow$$

当 pH 超过 9 时,$Fe(OH)_3$ 不大溶于水,而 $Fe(OH)_2$ 则易溶得多。沉淀物 $Fe(OH)_3$ 脱水,形成氧化铁 Fe_2O_3,颜色是通常所见的铁锈的红色:

$$2Fe(OH)_3 \Longrightarrow Fe_2O_3 + 3H_2O$$

如果 $Fe(OH)_3$ 沉淀物从管壁上脱落到水中,就会导致红水。根据地下热水中 CO_3^{2-} 的浓度(热水含量最高可达 168.0 mg/L)和是否缺氧(在含有 H_2S 的热水中不应含有氧(O_2)),Fe^{2+} 也有可能以碳酸盐固体析出:

$$Fe^{2+} + CO_3^{2-} \Longrightarrow FeCO_3 \downarrow (菱铁矿)$$

地下热水中的 OH^- 不仅有可能形成 $Fe(OH)_2$ 和 $Fe(OH)_3$,也会与水中的重碳酸盐离子反应,生成碳酸盐离子。因此,在 pH 高的部位可形成 $FeCO_3$ 和 $CaCO_3$ 两种沉淀物。

当地下热水溶液中只有 Fe^{2+} 溶解时,铁管只形成坑蚀;当铁和钙一起析出时,则形成了类似于树节那样的管瘤。

埋藏在还原的水文地球化学环境下的铁管,因为缺氧在铁管的外表常覆有一层黑色的膜,这是铁管腐蚀的一种方式。地下热水中的 Fe^{2+} 与硫化物反应(在还原的水文地球化学环境下,地下热水中的硫酸盐还原成硫化物),生成黑色的硫化亚铁产物,即:

$$Fe \Longrightarrow Fe^{2+} + 2e$$
$$9H^+ + SO_4^{2-} + 8e \Longrightarrow HS^- + 4H_2O$$

在铁管的表面处:

$$Fe^{2+} + HS^- \Longrightarrow FeS + H^+$$

三、结论

(1)华北平原地下热水刚流出地表或抽到井口时清澈透明,水里铁质主要为溶解性的 Fe^{2+},铁的化合物形态多为重碳酸亚铁,其他形式铁质含量甚微。

(2)当含有 Fe^{2+} 的地下热水与空气接触以后,空气中的氧迅速溶于水,并逐渐将水里的 Fe^{2+} 氧化成溶解度极小的氢氧化铁沉淀物,使水浑浊,使原来清澈透明的地下热水变成棕黄色。

(3)华北平原地下热水的腐蚀作用与热水温度、压力、水的化学成分和溶解气体成分及其变化有关,地下热水化学成分、气体成分往往随深度而有所差异。地下热水溶解的 CO_2、H_2S 等气体到浅部逸出后,可使水的 pH 增高,Eh 值增大,由还原的水文地球化学环境变成氧化的水文地球化学环境。与此同时,地下热水的腐蚀作用增强。

(原载于《水文地质技术方法》第 26 辑,1993 年)

第七节　羊八井地热田水文地球化学特征

西藏羊八井地热田热流体化学成分主要是以氯化钠为主的地下热水。在地热田未开采的深部,地热流体是处于高温高压过饱和的液相状态,其中溶解有大量的 CO_2、H_2S 等气体。当地热流体从地下深部往地表上升过程中,由于压力、温度迅速降低,地热流体变成了三相(见表 1):液相——流出井口的地下热水或出露地表的温泉水;气相——溶解气体因压力降低而逸出,形成逸出气体;固相——结垢、泉华及其他沉淀物。

一、液相——地下热水

羊八井地下热水的化学成分主要是氯离子和钠离子。钠离子、氯离子最高含量分别为 608.33 mg/L 和 626.99 mg/L。热水矿化度为 1.14～2.21 g/L,pH 为 4.12～8.95。

羊八井地下热流体沿着钻孔从地下上升到一定部位以后发生汽化,产生湿蒸汽并形成气水混合物。羊四井地下热水和湿蒸汽凝结水的化学成分见表 1。

羊八井地下热流体里的主要离子来源是在岩浆结晶作用后期低温热液里形成的。在岩浆后期溶液中,除有大量的钠和钾等碱金属化合物外,还有挥发性物质,如 F_2、Cl_2、S、CO_2、As 和 H_2O 等。

表1 羊四井地下热流体化学组成

地下热水		蒸汽凝结水		逸出气体(室内分析)	
组分	含量 (mg/L)	组分	含量 (mg/L)	组分	体积百分比 (%)
K^+	68.0	$K^+ + Na^+$	6.67	CO_2	9.1
Na^+	488.1	Ca^{2+}	0.04	H_2S	0.0
Ca^{2+}	1.0	Mg^{2+}	0.12	O_2	16.9
Mg^{2+}	0.91	Hg^{2+}	1.00	CH_4	微量
Li^+	9.5	Cl^-	0	H_2	微量
Al^{3+}	0.08	SO_4^{2-}	4.00	CO	0
NH_4^+	0.24	HCO_3^-	13.42	N_2	68.2
Sr^{2+}	0.11	CO_3^{2-}	0	Ar	1.84
As^{5+}	2.0	F^-	0	$(He+Ne)$	0.1
Cu^{2+}	0	Br^-	0	总计	96.14
Zn^{2+}	0.04	I^-	0	井口水温	86 ℃
Pb^{2+}	0.04	H_2SiO_3	1.00	逸出气体(现场分析)	
Cl^-	562.28	HBO_2	1.52	组分	体积百分比(%)
SO_4^{2-}	50	游离 CO_2	0.77	CO_2	100.00
HCO_3^-	189.5	固形物	22	H_2S	0.26
CO_3^{2-}	28.7	pH	7.2	O_2	1
F^-	8.0	结垢氧化物	占百分数(%)	B_2H_6	0
Br^-	1.2	CaO	51.82	其他	0
I^-	0	SiO_2	3.15	井口水温	86 ℃
BO_2^-	128.3	MgO	0.93	大气压力	590 mmHg
SiO_2	243.1	Fe_2O_3	0.42		
组分	含量(g/L)	Al_2O_3	0.06		
U	2.5×10^{-7}	羊四井热流体压力变化表				
Ra	9.16×10^{-12}	井深(m)	68	55	50	30	0
固形物	1.84	压力(kg/cm^2)	7.2	6.7	6.5	5.9	5.2
pH	8.60	采用上海自动化仪表厂所制振弦式井下压力表				
水温	86 ℃					

这些挥发性物质使岩浆熔融体具有极大的活动性和很高的内应力。在这种内应力的影响下,岩浆能够沿着新构造运动在羊八井地热田附近所产生的裂隙、断裂和较软弱的硫黄破碎地带钻到地壳上层接近地表处。由于岩浆靠近地表,岩浆里溶解的气体会因压力降低而释放出来,并形成硫黄矿。

羊八井热水 pH 变化大,主要是由两种原因引起的。一是由于硫化氢气体在氧化环境下氧化成硫酸根(SO_4^{2-})后,热水中硫酸含量增多,氢离子浓度增加,pH 降低;一是由于热流体中溶解有大量二氧化碳。当溶解在热流体中的二氧化碳大量逸出以后,形成了 $CaCO_3$ 沉淀物,使热水中 HCO_3^- 浓度减少,H^+ 浓度增加,pH降低,见表2。除上述两因素外,如果水里 CO_3^{2-} 含量增多时,pH还有增高的趋势,见图1。

表2 羊八井热水中 SO_4^{2-}、HCO_3^-、CO_3^{2-} 浓度与 pH

温泉编号	SO_4^{2-} (mg/L)	HCO_3^- (mg/L)	CO_3^{2-} (mg/L)	pH
W41	120.0	178.29	10.38	6.7
W30－23	597.92	0	0	4.12
W12－2	32.5	109.83	64.10	8.95
W38	27.5	145.46	70.64	8.55

羊八井热流体中的 Na^+、Cl^-、F^-、SO_4^{2-}、SiO_2 和矿化度等含量均随热流体温度升高而增加,而热流体中镁离子和逸出气体 H_2S 随着温度升高而降低,见图2和图3。镁离子在出露地表热水里含量介于 0 ~ 4.25 mg/L。羊八井地热田羊 23 孔、

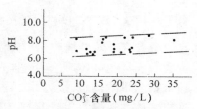

图1 西藏羊八井热水 CO_3^{2-} 含量与 pH 关系

羊 14 孔、羊 21 孔、羊 10 孔和羊 18 孔热水中镁离子含量为 0。地下热水中缺乏镁离子,表明地热田热储温度有经济利用价值。在热流体里含有大量硫化氢气体。根据逸出气体现场分析结果,在温泉 W20 和 W31,水里分别含有 10.22 mg/L 和 6.82 mg/L 硫化氢,硫化氢的含量随着温度升高而降低。

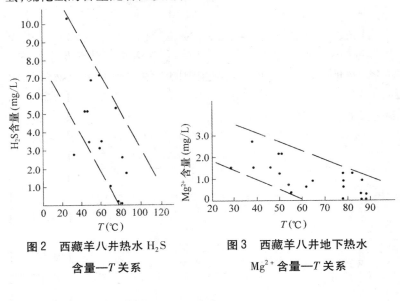

图 2　西藏羊八井热水 H₂S 含量—T 关系

图 3　西藏羊八井地下热水 Mg²⁺ 含量—T 关系

二、气相——逸出气体

分布在羊八井地热田内的温泉、热泉、沸泉和钻孔里的热水普遍含有大量的气体。这些气体在地下热水出露地表形成温泉的部位或钻孔里的热水,接近井口压力迅速降低时,便立即逸出并形成逸出气体。热泉水里逸出气体化学成分主要是二氧化碳和硫化氢,见表 1。

羊八井地下热流体含有大量二氧化碳和硫化氢等气体,这些气体来源于地热田附近较近期的低温气化—热液中。在火山喷气

区常常含有大量的 CO_2、H_2S 和 H_2O 等。在羊八井地热田有 $CO_2 - H_2S - H_2$ 气体混合物存在,说明羊八井地热田有高温存在。在逸出气体中,含有硼酸一类挥发组分。热水里的挥发组分说明羊八井地热流体与岩浆气化—热液关系密切。

三、固相——泉华、结垢

在羊八井地热田十几平方千米范围内,许多地方都有泉华分布。泉华类型主要有钙华、硫华、盐华和硅华。各种泉华成因是:热流体从地下深部向地表运移过程中或出露地表以后,热流体的温度、压力迅速降低以及蒸发作用使溶液发生过饱和而沉淀。沉淀出来的物质成分与热流体中溶解的物质成分相同。泉华的分布取决于泉口位置、泉水温度、热流体流量,水里溶解的二氧化硅、重碳酸钙、硫化氢浓度和水的 pH 等。地热田内泉华种类如下:

(1)钙华,呈白色或灰白色,可在地热田内藏布曲河心滩上热泉群附近见到。钙华质纯,结构疏松,呈片状分布于温泉口附近河水浅滩上,化学成分以碳酸钙为主。钙华成因是:当热流体出露地表,温度、压力降低,失去大量二氧化碳后形成。

(2)硫华,呈淡黄色,多分布在热泉附近,在温泉口周围易形成一层被膜,覆盖在地表上,在干旱季节形成速度较快。分布在地热田内的硫华是从热泉或岩石裂隙逸出来的硫化氢气体与空气接触以后发生氧化作用而形成的自然硫。在羊八井的硫黄沟、热沟、海龙沟和臭沟都有硫华分布。硫黄沟里的硫黄矿附近有强烈的硫化氢味。硫黄呈蛋黄色,质纯,块状构造,内有气孔,越是裂隙部位硫黄质越纯,并呈一条条黄色矿带分布。硫黄的形成是在岩浆侵入体的结晶作用晚期,逐渐积聚着挥发物质硫化氢气体,在适宜的条件下,特别是有裂隙分布处压力减小的情况下,硫化氢气体向上运动氧化作用的结果。

(3)盐华,呈白色或灰白色,多分布在温泉口附近,形成白色被膜聚集在地表低洼处。在硫黄矿热沟 4 400 m 高度,地表以下十几厘米深的地温是 58 ℃,在附近地点有白色盐华沉积,厚度 10 cm 以上。

(4)硅华,在热田内到处可见,多以浅黄色硅质胶结砂砾岩分布在泉口附近。硅华形成是由于热流体里二氧化硅含量达到过饱和后沉积并与当地砂砾石胶结而成。

羊八井地下热水钻孔结垢严重。羊四井结垢时,井径变小,流量减少,影响发电。结垢呈白色,层理清晰。结垢的成因是:来自地下高温高压的热流体,因温度、压力突然降低和 pH 的变化,其中溶解的碳酸钙、二氧化硅呈现过饱和和沉淀形成白色结垢。结垢成分主要是碳酸钙。

羊八井地热田含有汞。检查 87 个岩样有 43 个含有汞。含汞量最大可达 15.00 ppm,一般介于 0.1 ~ 6.75 ppm,最小有 0.07 ppm。热田里的汞是来自低温热液矿物。和汞共生的矿物有辉锑矿和雄黄等。热田里的汞是硫代络合物被氧化的产物。即

$$2Na_2HgS_2 + 2H_2O + O_2 \longrightarrow 2HgS + 4NaOH + 2S$$

综上所述,西藏羊八井地热田热流体的化学成分是以氯化钠为主的地下热水。在热流体内含有大量二氧化碳和硫化氢等气体。钙华、硫华、盐华、硅华等泉华以及钻孔结垢的生成均与地热流体温度、压力、化学组成及其变化有着密切的关系。羊八井地热田里的辰砂和辉锑矿都是来自低温热液矿物。在硫黄矿附近的几条沟里都有近期生成的盐华和硫华。所有这些现象表明,在硫黄矿附近目前仍有强烈的地热活动和成矿作用。这种地热活动是残余岩浆到达地表附近时温度下降、压力降低、溶液中液体和气体顺着断层和裂隙逸出地表的结果。羊八井地热田和硫黄矿附近的地下热能是巨大的。

(原载于《中国地质》1983 年第 6 期,地质出版社)

该文章获得"河南省自然科学优秀学术论文(1982 ~ 1983)"二等奖。

第八节 西藏羊八井地热田泉华结垢及腐蚀问题

西藏羊八井地热田热流体的结垢腐蚀问题是直接关系到羊八井地热电站发电的重要问题。笔者对羊八井热流体的化学组成、热水井内的结垢和热流体对地热发电设备的腐蚀作用等问题进行了现场调查研究。

在地热田,对 5 口自流地下热水井、25 个温泉水、1 个冷湖水、2 个冷泉水和一条藏布曲河水分别取样并作了化学全分析。对 2 口热水井和 17 个温泉的逸出气体分别在现场和实验室内进行了分析。做了 100 个泉华、硫华、结垢的化学成分分析,20 个重水分析,36 个锂、锶、铷分析以及泉华和地下热水内汞含量的分析。

羊八井地热流体和化学成分是以氯化钠为主的地下热水。在地热田内地热流体里含有大量的二氧化碳和硫化氢气体。硫化氢气体可引起严重腐蚀并污染空气。硫华、盐华、硅华、钙华结垢的生成和地热流体的腐蚀作用等均与地热流体的温度、压力、化学组成及其变化有密切的关系。硫化氢等气体的化学腐蚀性会使热流体循环部分、辅助设备和管道受到腐蚀。据调查,羊八井地热电站有些设备已遭严重的腐蚀,并已造成较大的损失。因此,羊八井地热发电设备长期利用必须考虑腐蚀问题。

一、羊八井地下热流体的化学组成

羊八井热流体的化学成分是以氯化钠为主的地下热水。在地热田未开采的深部,地热流体是处于高温高压过饱和的液相状态,其中溶解有大量的 CO_2、H_2S 等气体。当地热流体从地下深部往地表上升的过程中,由于压力、温度的变化,地热流体变成了三相:

气相——溶解气体因压力降低而逸出,形成逸出气体;固相——结垢、泉华及其他沉淀物;液相——流出井口的地下热水或出露地表的温泉。

1. 液相——地下热水

羊八井地下热水的化学成分主要是氯离子和钠离子。氯离子最高含量可达 626.99 mg/L,钠离子最高含量可达 608.33 mg/L。其他阴阳离子最高含量分别为:钾 71.56 mg/L,钙 19.54 mg/L,镁 4.25 mg/L,碳酸氢根 326.92 mg/L,碳酸根 70.64 mg/L,硫酸根 62.50 mg/L,氟 15.0 mg/L,锂 11.50 mg/L,锶 0.66 mg/L,铷 1.44 mg/L,砷 7.5 mg/L,锌 0.27 mg/L,铅 0.06 mg/L,汞 15.0 ppm 等。地下热水的矿化度为 1.14~2.21 g/L,pH 为 4.12~8.95。

地下热流体沿着钻孔上升到一定部位以后发生汽化,产生湿蒸汽形成气水混合物。羊八井地热田羊四井湿蒸汽凝结水类型为重碳酸钠钾型。水里阳离子钠和钾含量为 6.67 mg/L,镁离子含量为 0.12 mg/L,钙离子含量为 0.04 mg/L。阴离子碳酸氢根含量为 13.42 mg/L,硫酸根含量为 4.00 mg/L,氯离子为 0,碳酸根含量为 0,氟、溴、碘含量均为 0。pH 为 7.2,矿化度为 22 mg/L。在湿蒸汽冷凝结水中含有某些离子,是由于在湿蒸汽里含有部分热水。

羊八井地下热流体里的主要离子来源是在岩浆结晶作用后期低湿热液里形成的。在岩浆后期溶液中,除了溶有大量的钠、钾等碱金属化合物,还有挥发性物质 F_2、Cl_2、S、B、CO_2、As 和 H_2O 等。这些挥发性物质使岩浆熔融体具有极大的活动性和很高的内应力。在这种内应力的影响下,岩浆能够沿着新构造运动在羊八井热田附近所产生的裂隙、断裂和较软弱的硫黄矿破碎地带钻到地壳上层接近地表处。由于岩浆靠近地表,岩浆里溶解的气体会因压力降低而释放出来,并形成硫黄矿。

地下热水中的 Na^+、Cl^-、F^-、SO_4^{2-}、SiO_2 和水的矿化度等含

量均随着地下热水温度升高而增加。地下热水中的 Mg^{2+} 是随热水温度升高而降低的。镁离子在出露地表的井、泉热水里的含量介于 0~4.25 mg/L。值得注意的是,羊二井、羊十井、羊十四井、羊十八井、羊二十三井水中 Mg^{2+} 含量均出现过 0。地下热水中镁离子的缺失,表明地热田热储的温度是有经济利用价值的。笔者认为,可以利用地下热水中镁离子含量低的特点,作为寻找高温热储的标志。

在羊八井地下热水里分别含有二价铁离子和三价铁离子。羊二十一井 Fe^{2+} 含量为 0.16 mg/L, Fe^{3+} 含量为 0.34 mg/L。羊三十五井 Fe^{2+} 与 Fe^{3+} 能反映水的氧化还原程度,所以可用热水中 Fe^{2+}、Fe^{3+} 的含量及 Fe^{2+}、Fe^{3+} 的比值来表示热水水文地球化学环境。Fe^{2+}、Fe^{3+} 比值越大,还原程度愈强。羊三十五井 Fe^{2+}、Fe^{3+} 比值为 1,羊二十一井 Fe^{2+}、Fe^{3+} 比值为 0.47,可见羊三十五井比羊二十一井还原程度高。

由于铁是变价元素,在氧化条件下为三价,在还原条件下为二价。在地下热水中亚铁离子以重碳酸亚铁的形式溶解在热水中。当地下热水流出井口以后,由于压力突然降低,水中溶解的二氧化碳(CO_2)自水中逸出。CO_2 从热水中逸出后,原溶解于水中的重碳酸亚铁发生分解并形成碳酸亚铁沉淀物,使温泉口附近热水发生浑浊,其化学反应式如下:

$$Fe(HCO_3)_2 \longrightarrow FeCO_3 \downarrow + CO_2 \uparrow + H_2O$$

碳酸铁沉淀以后,碳酸镁和碳酸钙才开始先后沉淀,其化学反应式分别为:

$$Mg(HCO_3)_2 \longrightarrow MgCO_3 \downarrow + CO_2 \uparrow + H_2O$$
$$Ca(HCO_3)_2 \longrightarrow CaCO_3 \downarrow + CO_2 \uparrow + H_2O$$

羊八井地热田地下热水 pH 变化很大,有两个主要原因:一是由于硫化氢气体在氧化环境下氧化成硫酸根(SO_4^{2-})后,热水中硫酸含量增多,氢离子浓度增加,pH 降低。例如,W_{30-23} 热泉,热泉

水里 SO_4^{2-} 含量达 509.68 mg/L,pH 为 4.12;W_{41} 温泉水中 SO_4^{2-} 含量为 120.0 mg/L,pH 为 6.7。而一般温泉或热水井,水中 SO_4^{2-} 含量介于 20~60 mg/L。

硫化氢氧化生成硫酸可用下列化学反应式表示:

$$2H_2S + O_2 \longrightarrow 2H_2O + 2S$$
$$S + O_2 \longrightarrow SO_2$$
$$SO_2 + H_2O \longrightarrow H_2SO_3$$
$$2H_2SO_3 + O_2 \longrightarrow 2H_2SO_4$$
$$H_2SO_4 \rightleftharpoons 2H^+ + SO_4^{2-}$$

羊八井热流体进入氧化带或出露地表后,硫化氢气体氧化过程可概括为下式:

$$S^{2-} \longrightarrow [S_2]^{2-} \longrightarrow S^0 \longrightarrow S^{4+} \longrightarrow S^{6+}$$

影响地下热水 pH 变化的另一因素是热流体中溶解有大量的二氧化碳。二氧化碳在水中的溶解度随着压力的增加而增加,随着深度的升高而降低。当地热流体接近井口或出露地表的时候,热流体温度变化不大,压力迅速降低。例如,羊四井压力从井底(井深68 m)的 7.2 个大气压到井口降到 5.2 个大气压,工作压力为 2.7 个大气压。随着压力的突然降低,热流体内的碳酸发生分解反应,即:

$$H_2CO_3 \longrightarrow H_2O + CO_2 \uparrow$$

反应向右进行,热水里 H_2CO_3 减少,溶解在热流体中的二氧化碳大量逸出,形成 $CaCO_3$ 沉淀物,即:

$$Ca(HCO_3)_2 \longrightarrow CO_2 \uparrow + H_2O + CaCO_3 \downarrow$$

这个反应使热水中 $[HCO_3^-]$ 减少,$[H^+]$ 增加,pH 降低。

当热流体里 $[H_2CO_3] > [HCO_3^-]$,水呈酸性,即 pH<7;当热流体里 $[H_2CO_3] < [HCO_3^-]$ 时,水呈碱性,即 pH>7。这是因为碳酸在水中离解:

$$H_2CO_3 \rightleftharpoons HCO_3^- + H^+$$

从上式可知:当 H_2CO_3 多时,$[H^+]$ 也多,则 pH 降低;当 H_2CO_3 少时,$[H^+]$ 也少,则 pH 增高。所以,当 CO_2 气体从热流体中逸出后,羊八井热流体中 H_2CO_3 减少。由于 H_2CO_3 减少,$[H^+]$ 也减少,并使 pH 增高,水呈碱性。因此,羊八井地热田热水最高 pH 为 8.95,是热流体出露地表 CO_2 逸出后,水中 $[H^+]$ 减少,pH 增高的结果。随着水里 CO_3^{2-} 含量的增多,pH 也有增高的趋势。

当热流体出露地表形成温泉以后,由于水里 CO_2 气体逸出,氢离子浓度降低,水的 pH 增高。地下热水中 H_2S 气体在水中氧化成 SO_4^{2-} 以后,水的 pH 降低。

在羊八井地热田和热流体内含有大量的硫化氢气体。根据温泉水逸出气体现场分析结果,在温泉 W_{20} 和 W_{31} 每升水里分别含有 10.22 mg 和 6.82 mg 硫化氢气体。

硫化氢(H_2S)在地下热水中可解离为:

$$H_2S \rightleftharpoons HS^- + H^+$$

$$HS^- \rightleftharpoons S^{2-} + H^+$$

在地下热水中 H_2S 派生出来的各种形式之间的比例与 pH 的关系见表1。

表1　地下热水中 H_2S 派生出来的各种形式之间的比例与 pH 的关系

形式	pH						
	4	5	6	7	8	9	10
H_2S	99.91%	99.1%	91.66%	52.35%	9.81%	1.09%	0.11%
HS^-	0.09%	0.90%	8.34%	47.65%	90.19%	98.91%	99.89%
S^{2-}							0.002%

从表1可以看出,当地下热水 pH < 7 时,主要以 H_2S 形式存在;当 pH > 7 时,主要为 HS^-;当 pH < 5 时,热水中只有 H_2S,而 HS^- 很少或不存在;当 pH > 9 时,H_2S 的含量可以忽略不计。

硫化氢以及其他硫氢酸化合物是非常不稳定的。它们只有在缺氧条件下才可能存在。因此,当含有 H_2S、HS^- 和 S^{2-} 的水出露地表,水的变质作用即刻发生的同时,随着 H_2S 的分压减少,游离的硫化氢(H_2S)自水中逸出。

2. 气相——逸出气体

分布在羊八井地热田里的沸泉、热泉、温泉和在钻孔内自流热流体里溶解有大量的气体。这些气体在地下热流体出露地表形成温泉或钻孔里的自流热水接近井口的时候,因水的压力降低而迅速逸出水面,形成逸出气体。经过现场和室内实验室分析,热水井和热泉水中的逸出气体化学成分主要有 CO_2、H_2S、B_2H_2、H_2 和其他气体。羊八井地下热流体里含有大量的 H_2S 和 CO_2 等气体,来源于地热田附近较近期的低温汽化热液。在火山喷气区常常有大量的 CO_2、H_2S 和 H_2O 等,在羊八井地热田有 CO_2、H_2S、H_2 气体混合物的存在,说明羊八井地热田地下有高温存在。在地下热流体里有 H_2 存在,说明温度可能很高,而且在羊八井地热田的逸出气体中,含有硼酸一类挥发组分。热流体里的挥发组分正说明羊八井地下热流体与岩浆汽化热液关系密切。

羊八井热储田地热田内有几百处温泉排泄和自流热水钻孔开采,热储田内的温度和压力是变化的(见表2)。溶解在热流体内的气体因压力降低而逸出,压力下降大致与逸出气体成比例。又因为每个压力都有一个对应的沸点温度,由于热水井内很容易自由流动,由气—水混合物组成的地下热流体,在往井口流动过程中小气泡合并成大气泡,并出现气相的连续性而把液态的地下热水留在后面。因此,各种气体随着地下热流体一齐逸出,形成逸出气体。

表2　羊八井热储田内的温度与压力变化

大气压 p	1	2	4	6	8	10	20
温度 T(℃)	100	120	143	158	170	179	211

在地下热流体中各种气体溶解度严格地受热流体的温度和压力的控制,并与热流体中的氢离子浓度、氧化还原环境、矿化程度等有着密切关系。由地下热流体中所含的逸出气体成分可以确定羊八井地热田的成因。

二、羊八井地热田泉华

在羊八井地热田十几平方千米的范围内,许多地方都有泉华分布。泉华类型主要有钙华、硫华、盐华和硅华。各种泉华的成因是:地下热流体从地下深部向地表运移过程或出露地表后,热流体温度、压力的迅速降低以及蒸发作用,使溶液发生过饱和而沉淀。沉淀出来的物质成分与热流体中溶解的物质成分相同。泉华的分布取决于泉口的位置、泉水的温度和热流量,水中溶解的二氧化硅、重碳酸钙和硫化氢的浓度以及水的 pH 等。现将分布在羊八井地热田内各类泉华分述如下。

1. 硫华

硫华呈淡黄色,多分布于热泉附近,在温泉口周围易形成一层被膜,覆盖在地表上,在干旱季节形成速度较快。分布在温泉附近的硫华,是从热泉水里逸出来的许多硫化氢等气体物质,在地表或泉华裂隙中与空气接触后,发生氧化作用,生成了自然硫。在羊八井地热田北硫黄矿里的硫黄沟、热沟、海龙沟和臭沟均可以看到有许多硫华分布。这里硫华的分析结果是: SiO_2 52.32%, Al_2O_3 0.19%, MgO 0.03%, Fe_2O_3 和 CaO 均为 0。在硫黄沟可以看到硫黄矿。硫黄沟里的自然硫是火山地区的一种普通升华物。硫黄呈蛋黄色,质纯,块状构造,内有气孔,有强烈的硫化氢味。从产地来看,越是裂隙部位,硫黄矿质越纯,呈黄色条带状矿带分布。硫黄的形成是在岩浆结晶作用过程中,逐渐积聚挥发物质硫化氢,在岩浆结果作用的晚期,在适宜的条件下,特别是由于裂隙分布外压力减小情况下,发生挥发物质的氧化作用,使这些挥发组分呈高温的气体物质沿着裂隙向上运动。在岩浆热的影响下,气化—热液中的硫化氢以及硫的其他物质发生挥发作用,并沉积在距地表附近的氧化环境裂隙中。硫化氢在氧化条件下化学反应式如下:

$$2H_2S + O_2 \longrightarrow 2H_2O + 2S$$

2. 盐华

盐华呈白色或灰白色,多分布在地热田内各温泉口附近,形成白色被膜,聚集在地表低洼处。笔者见到在硫黄矿热沟 4 400 m 高度,地表下十几厘米深,地温 58 ℃附近有白色盐华沉积,厚度可达 10 cm 以上。

3. 硅华

在羊八井地热田内几乎到处可以见到由地热作用形成的浅黄色硅质胶结的砂岩和砂砾岩,多分布在从前地下热流体出露地点附近形成的古泉口。分布在古泉口附近的硅质泉胶砂岩多为丘状和垄状。丘状泉华体直径一般十几米,高出地表 1 m 左右;垄状硅质泉胶砂岩多分布在地热田东南,藏布曲以东地区,长一般 100 m 左右,宽 2 m,高 0.5 m。硅质泉华的形成是由于地热流体出露地表时温度、压力突然降低,热水里的二氧化硅含量达到过饱和,沉积在热泉口周围,并与当地砂砾石胶结后形成了古泉口,其化学反应式是:

$$SiO_2(溶液) \xrightarrow{p,t \, 降低} SiO_2(石英)$$

热水湖北岸硅华分析结果是:SiO_2 68.14%,Al_2O_3 9.05%,Fe_2O_3 1.30%,CaO 0.84%,MgO 0.20%。W_{35} 温泉硅华化学成分有:SiO_2 81.96%,Al_2O_3 3.10%,CaO 1.45%,Fe_2O_3 0.73%,MgO 0.03%。羊八井地热田硅华里 SiO_2 的含量与形成硅华的地热流体温度一致。

4. 钙华

钙华呈白色或灰白色,可在羊八井地热田内藏布曲河心滩上热泉群附近见到现代钙华。钙华质比较纯,结构疏松,呈片状分布于温泉口附近的河水浅滩上,其化学成分以 $CaCO_3$ 为主。据笔者亲自取样、化学分析结果,W_{39} 温泉水形成的钙华氧化物成分含量分别为:CaO 52.52%,Fe_2O_3 0.7%,Al_2O_3 0.38%,MgO 1.21%,SiO_2 0.44%。分布在扎嘎温泉的钙华成分与 W_{39} 温泉相似,其氧化物成分分别为:CaO 49.8%,Fe_2O_3 0.7%,Al_2O_3 0.36%,MgO 0.26%,SiO_2 7.24%。钙华的成因是当地下热流体出露地表,温度、压力降低后,由水里溶解的重碳酸钙失去大量二氧化碳后生成的,化学反应式为:

$$Ca(HCO_3)_2 \longrightarrow CO_2 \uparrow + H_2O + CaCO_3 \downarrow$$

羊八井地热田温泉水钙华成分与地热田内地下热水井(如羊四井)结垢成分相似。

三、羊八井地热田热水井的结垢

由于地热液体温度、压力降低,CO_2、H_2S 等气体逸出,热水 pH 发生变化和溶质浓度增加,可引起水中溶解的 SiO_2、$CaCO_3$ 呈现过饱和而沉淀,并能导致井、孔套管结垢。

羊八井地热田钻孔中碳酸钙或其他矿物质沉淀形成的结垢,对地热发电用水来说是一大障碍。羊四井结垢时,井径暂时变小,流量明显减少。结垢的过程是:当高于 100 ℃ 的地下热流体在地下深部的压力大于饱和蒸汽压时,完全处于液相状态。在热流体顺着钻孔或通道向地表运动的过程中,因压力显著降低而迅速发生强烈沸化。沸化后的热流体由液相变成气、水二相混合物,并在沸化部位因溶液达到过饱和而生成结垢。

由于羊八井地下热流体生成结垢物的化学成分主要是碳酸钙,因此各钻孔热流体里钙离子的含量对热水井结垢生成的快慢和多少均有着直接的关系。

羊四井在 1978 年 6~8 月不经常发电的情况下,结垢速度每天为 0.9 ~ 1.4 mm。结垢物呈白色,层理清晰,化学成分主要是 $CaCO_3$。经分析,结垢物的氧化物成分是:CaO 51.82%, SiO_2 3.15%, MgO 0.93%, Fe_2O_3 0.42%, Al_2O_3 0.06%。

羊九井结垢物为褐黄色,井深 84 m 处厚度为 5 mm,60 m 处为 3 mm。井内上部结垢物的化学成分是:CaO 50.09%, SiO_2 2.66%, Al_2O_3 1.32%, MgO 1.88%, Fe_2O_3 0.73%。羊九井下部结垢物的化学成分是:CaO 53.9%, Al_2O_3 0.68%, SiO_2 0.59%, MgO 0.47%, Fe_2O_3 0.13%。

羊三井井深 27.05 ~ 54.21 m,有黄褐色结垢物,结垢物表面粗糙,厚 1 mm。井深 54.2 ~ 62.12 m 为绿灰色结垢物,结垢物表面光滑,厚 0.2 mm。

羊二井结垢部位是 20 ~ 62 m,其中以 30 ~ 40 m 处结垢速度最快。羊二井自流地下热水流量 5 ~ 7 d 出现减少。

在羊四井、羊九井结垢物里含有汞,其含量分别为 0.60 ppm 和 1.50 ppm。在羊八井地热田硫黄矿附近岩石和不少泉华里都含有汞。我们用 590 型测汞仪在现场检查了 25 个岩样,其中 12 个岩样里含有汞。汞含量最大可达 15.00 ppm,一般介于 0.1 ~ 6.75 ppm,最少是 0.07 ppm。在实验室内检查了 87 个岩样,其中 43 个岩样有汞。在对岩样泉华样检查的同时,对羊四井、羊五井、羊六井和三个热泉水也都进行了含汞的检查,但没有在热水里发现含有汞。

羊八井热田里的汞是来自低温热液矿物。在热田内和汞共生的矿物还有辉锑矿、雄黄等。羊八井地热田的辰砂,可以是硫代络合物被氧化的产物,即:

$$2Na_2HgS_2 + 2H_2O + O_2 \longrightarrow 2HgS + 4NaOH + 2S$$

四、羊八井地热液体的腐蚀问题

羊八井地下热流体气水混合物化学成分与气体组成决定其对

地热发电设备的腐蚀性。羊八井地下热水中含有大量的 CO_2、H_2S、H_2 和氯化物、硫酸盐以及蒸汽,这些是影响井孔、套管腐蚀速度的基本因素。

羊八井地下热水中的氯化钠等非气体杂质通常在地热蒸汽用于发电之前,通过汽水分离而被除去。二氧化碳(CO_2)、硫化氢(H_2S)和氢(H_2)等气体杂质基本上留在气相中。上述与湿蒸汽伴生的不凝气体是影响地热发电站正常运行的又一因素。例如,在羊四井地热流体逸出气体中,每升含有硫化氢 3.92 mg。在 W_{20} 和 W_{31} 温泉中,每升水分别含有 10.22 mg 和 6.82 mg 硫化氢气体。

硫化氢气体能独自形成喷气孔排入大气中并污染空气。硫化氢气体和水银蒸气一样,只要在空气中有极少的含量都是非常危险的。由于硫化氢有毒,在开发地热资源时,安全就成为重要问题。

硫化氢在近地表氧化作用下易氧化成硫酸。硫酸在钻孔里遇到铁时,对铁产生腐蚀作用,其化学反应过程可用下式表示:

在氧化环境下

$$H_2S + O_2 \longrightarrow H_2SO_4$$

$$H_2SO_4 + Fe \longrightarrow FeSO_4 + H_2 \uparrow \tag{1}$$

地热流体对钻孔的作用

$$2HCO_3^- + Fe^{2+} \longrightarrow FeCO_3 \downarrow + H_2O + CO_2 \uparrow \tag{2}$$

在地热流体内

$$Cl^- + H^+ \longrightarrow HCl \tag{3}$$

$$2HCl + Fe \longrightarrow FeCl_2 + H_2 \uparrow$$

$$F^- + H^+ \longrightarrow HF \tag{4}$$

$$2HF + Fe \longrightarrow FeF_2 + H_2 \uparrow$$

从上述式(1)可以看出,含 H_2S 的水溶液在空气中氧的作用下形成硫酸并生成氢气。氢气在适宜的条件下可以使钢材起泡和变脆。羊八井地热试验电站利用的地下热流体对金属易产生表面腐蚀,表面腐蚀通常导致金属或混凝土表面损耗和形成麻坑。在羊三井岩芯碎石表面可以看到许多蚀坑。高速湿蒸汽会使汽轮机叶片产生侵蚀和腐蚀。在还原的水文地球化学环境下,由于地热井的热流体中缺氧,所以腐蚀通常并不严重。但在热流体接近地表的地方,往往由于热流体中掺入空气,所以在接近地表的套管管柱端部,易发生较严重的外部腐蚀。例如,羊四井热水排泄钢管管口部位已经发生明显的表面腐蚀。

由于硫化氢气体可引起严重腐蚀,含有大量硫化氢的水会使某些金属断裂。特别是在硫化氢和结晶硫含量高的热水井中,腐蚀可成为生产中的主要问题。腐蚀厉害时,会使金属整片剥落,使合金钢在很短的时间内发生破裂。腐蚀是在井管下部氧化带范围内进行的,大约是在有空气参加影响的范围内,并以小的坑、点腐蚀形式侵蚀金属。腐蚀产物形成硫化物沉淀。腐蚀易发生在热流体流速低的部位。金属的化学成分对硫化氢腐蚀作用有一定的影响。有人研究利用钛作设备的暴露部分,多年来遇到问题。影响硫化氢腐蚀的因素有硫化氢的浓度、溶液的 pH 和热流体的温度等。由于硫化氢气体的化学腐蚀性会使热水循环部分、辅助设备和管道受到腐蚀,因此羊八井地热发电设备必须考虑腐蚀问题。由于溶解的 H_2S 最终氧化成硫、硫酸和其他含硫化合物而且具有酸性,在热水管以及其他设备均需有控制腐蚀的措施。据报道,可涂上耐酸漆、环氧树脂和其他专用的表面保护涂层等。

五、结语

西藏羊八井地热田内的硫华、盐华、钙华、结垢的生成以及热流体的腐蚀作用等均与热流体的温度、压力、化学组成及其变化有着直接关系。由于温度、压力的变化,地下热水的化学成分往往与地下深部热流体的化学成分有差异。热流体由于压力降低和温度的变化,使原来溶解的气体逸出,溶质浓度增加并在钻孔套管部位结垢,使原来只有一相的热流体变成三相——气相、液相和固相。热流体内溶解的 CO_2 和 H_2S 等气体逸出后,可使水的 pH 增高。由于 pH、化学成分和热流体从原来地下深部的还原环境到地表或地下浅部的氧化环境,热流体在钻孔孔内的结垢和对地热发电设备的腐蚀作用和羊八井地热电站的金属腐蚀防护问题应当及时解决。

参考文献

[1] 何世春. 羊八田地热田水文地球化学特征[J]. 中国地质,1983(6).
[2] 阿姆斯特德 H C H. 地热能[M]. 北京:科学出版社,1978.
[3] 阿列金 O A. 水文化学原理[M]. 北京:地质出版社,1960.

（原载于《水文地质技术方法》第 21 辑,1990 年 7 月）

该文章被郑州市科学技术协会评为 1990 年度二等优秀学术论文。

第九节　中国地下热水成因类型及其特征和应用

根据地质构造特征,近代火山活动情况和地下热流体的赋存条件,笔者将自然界地下热水的成因类型划分为三种:①与第四纪火山活动或岩浆活动相伴依的地下热水成因类型;②与新生代地质构造作用相伴依的地下热水成因类型;③地台区沉积盆地自流地下热水成因类型。

研究自然界地下热水成因类型及其特征,对合理开发利用地热资源、指导油气田勘探和解决矿山"热害"、"水害"等均具有重要意义。

一、第四纪火山活动或岩浆活动类型地下热水

第四纪火山活动或岩浆活动类型地下热水在中国主要分布在西藏南部、云南西部（腾冲）和台湾（大屯）等地。西藏南部和云南西部是我国内陆地区水热活动最强烈的一个地区，这一带出露的热泉有400余处，其中高出当地沸点的水热活动近百处。在地表的地热显示有温泉、热泉、沸泉、喷气孔、间歇喷泉、水热爆炸、热水池塘等。各种类型的泉华发育，有盐华、钙华、硅华、硫华和各种泉华堆积体。有些地热田内还沉淀了一些辉锑矿、辰砂、黄铁矿和雄黄等矿物，强烈的水热蚀变现象也是该类型特征之一。

世界著名近代火山活动类型地热区有意大利的蒙特阿米亚特、美国的盖瑟尔斯、新西兰的怀拉开、日本的松川和苏联的波热特等。

近代火山和近期岩浆活动类型地热区特征（中国西藏羊八井）：

（1）地表有明显的地热显示：热泉、喷泉、沸泉、热水湖、热水池塘、热水小溪、喷气孔、冒气地面、硫华、硅华、钙华、盐华、古泉口、泉华丘，在地热田内含有汞、辰砂和辉锑矿等低温热液矿物等。

（2）温泉和地下热水里的逸出气体成分以二氧化碳（CO_2）为主，并含有硫化氢（H_2S）、氢（H_2）等气体。

（3）羊八井地热田和羊八井硫黄矿附近地表以下浅部有巨大的热能，地表有干热岩体分布。

（4）新构造运动强烈。表现在：①经常有地震发生；②第四纪冰水堆积物的砾石被断层强烈切割；③地热田内新构造断裂带发育；④泉华堆积体多沿新构造带分布；⑤热田内天然温泉受断裂构造控制等。

（5）在羊八井地热田内第四纪地层中有一层分布比较普遍的

以黏土层为主的盖层。

（6）在盖层以下有透水性较好的裂隙热储层和孔隙热储层。

（7）在羊八井地热田内，硫华遍地分布并有硫黄矿形成。硫华和硫黄矿是从热泉或岩石裂隙逸出来的硫化氢气体与空气接触以后发生氧化作用而形成的自然硫。

（8）热流体的化学成分是以氯化钠为主的地下热水，热水的补给来源是冰川雪水和地表水。

二、与新生代地质构造作用相伴依的地热成因类型

1. 断裂构造类型地下热水

在地表隆起地区，部分张性或活动断裂部位是地下水运动的良好通道，为地下水深循环创造了有利条件。当大气降水渗入地壳深处经深循环加热后，在静水压力作用下，沿断裂通道涌出地表或储存于浅部松散层中——往往是地形相对低洼的含水层里，其温度主要取决于水循环的深度和地下径流的时间与路途。在地下热水上涌的主要通道附近，常常形成局部热异常区，中国多数温泉属于此种类型。

2. 断裂构造类型地热区特征（中国湖南宁乡灰汤温泉）

（1）温泉和地下热水是大气降水在地壳内沿构造断裂深循环以后形成的。地下热水的温度主要取决于水循环的深度。

（2）地下热水的补给区和排泄区距离较远，水在静水压力作用下，沿着构造裂隙排出地表后形成温泉。

（3）在地热区内往往有一层不透水的盖层。在盖层以下有透水性较好的裂隙热储，此热储是地热区的开采目的层。

（4）热储层的地下热水化学成分主要是水对岩石的溶滤作用形成的不同于地下热水周围非地下热水的化学成分。

（5）在温泉和地下热水里常常有气体逸出，气体成分同大气成分。在少数温泉水里逸出的气体成分中，二氧化碳（CO_2）、氢

(Rn)或硫化氢(H_2S)气体含量较高。

(6)温泉和地下热水的分布严格受地层岩性和地质构造控制。

三、地台区沉积盆地自流地下热水成因类型

1. 沉积岩自流盆地类型地下热水

在地壳沉降或凹陷区有巨厚的中、新生界沉积盖层。如果盖层下面基岩岩溶裂隙或阶梯状断裂发育,则易形成沉积岩内地下热水自流盆地。例如中国华北冀中平原是一个大型地上热水自流盆地,在盆地内被第三系直接覆盖的蓟县雾迷山组硅质白云岩组成的地质构造凸起部位均含有地下热水。

中国中、新生代盆地还有松辽平原、江汉平原、四川盆地和柴达木盆地等。在最近20年来的地质和石油勘探中均发现了比较丰富的地下热水资源,而且有些盆地是高矿化度的含有多种微量元素的热卤水。这些地下热水均属沉积岩自流盆地类型。世界著名的地下热水自流盆地有:东非裂谷、莱茵地堑、贝加尔裂谷、匈牙利盆地和巴黎盆地等。

2. 沉积岩自流盆地类型地热区特征(中国华北冀中平原)

(1)基岩上部有较厚的松散沉积物,具有良好的保温隔热作用,一般地表无温泉出露,常显示微弱。

(2)沉积岩自流盆地地下热水的温度主要取决于水的埋藏深度。对流运动的地下热水与围岩趋于热平衡,水受岩石正常热传导加热,水温接近岩层的温度。

(3)盆地地下热水主要接受山区大气降水渗入补给,在静水压力作用下多数热水钻孔可以自流。

(4)在地下热水里溶解有甲烷(CH_4)、硫化氢(H_2S)等气体,水的 pH 一般大于7,矿化度较高,水化学类型多为 Cl - Na 型。

(5)地下热水处于还原的水文地球化学环境下,水的腐蚀性

较强。

（6）中、新生代盆地地下热水与油气田关系密切，或者在勘探石油过程中找到地下热水（例如中国华北油田），或者在勘探开发地下热水过程中找到油田。

（7）地热处于以碳酸岩为主的环境下，地下热水分布面积大，地热资源丰富，水温最高可超过 100 ℃。

（8）基岩构造断裂系统发育，是地下水运动的良好通道。基岩构造断裂和石灰岩岩溶裂隙，可以形成丰富的地下热水含水层，并可以作为勘探开发地下热水的目的层。

四、研究地下热水成因类型的意义及应用

1. 地下热水矿床超前疏干是解除井下"热害"和突水的重要措施

中国目前已发现有"热害"的矿区达 20 多处，这些矿山的地下热水都是地下水沿断裂带深循环以后受地温影响形成的。地下热水的形成与分布均具有脉状承压裂隙水特征，属于断裂构造类型的地下热水。热水矿床充水主要是沿构造断裂运移和分布。控制地下热水形成和分布的断裂构造是矿床采掘时造成巷道突水的部位。对于这种巷道突水问题，解决的唯一办法是超前疏干，把地下热水水位降到生产水平以下，就可以起到防止突水、解除井下"热害"和降温的作用。

2. 地台区沉积盆地地下热水与油气田关系密切

地台区沉积盆地地下热水对石油生成、运移和富集有着一定的作用。例如中国华北冀中含油气盆地中油气生成、运移、聚集的过程与地下热水的运动关系密切，油气从高位能区向低位能区运移并聚集于低位能异常区中。由于地下热水的流动和热能的传导作用，在岩性组合相类似的条件下，"背斜圈闭"或"构造隆起"的部位温度和地温梯度值最高。因此，研究地台区沉积盆地自流地

下热水成因类型不仅有助于认识石油生成、运移、富集规律,而且能更有目的地为找油服务。

中国除冀中平原是地下热水盆地外,还有松辽、江汉等平原以及柴达木、塔里木、准噶尔等含油气盆地均分布有该类型地下热水。沉积盆地地下热水具有埋藏深、水温水压高和储量大的特点。世界上好多油气田的形成和分布都与盆地里的地热高异常区一致,所以可以利用地台区沉积盆地地下热水的地热场分布特征,结合地质、地球化学研究成果,指导油气田勘探工作。

五、结语

地热能是一种新能源。世界上不少国家对地热能的开发和利用十分重视。研究自然界地热成因类型及特征,对合理开发利用地热资源,指导油气田勘探和解决矿山"热害"、"水害"等均具有重要意义。

参考文献

[1] 何世春.羊八井地热田水文地球化学特征[J].中国地质,1983(6).

[2] 何世春.唐古拉山温泉[J].地理知识,1977(8).

[3] 何世春.平山氡泉[N].中国地质报,1984-05-14.

[4] 何世春.北京小汤山热矿水成因初步探讨[J].地质论评,1965,23(5).

[5] 何世春.偃龙煤田龙门热矿水的成因探讨[J].中国煤田地质,1989(2).

[6] 何世春.冀中平原地下热水特征[J].中国地质,1984(11).

[7] 何世春.华北平原的地下热水[J].地质报,1983(4).

[8] 何世春.华北平原地下热水矿床分布规律及形成[J].资源开发与保护,1990,6(2).

[9] 何世春.地温与石油[J].地质报,1983(1).

[10] 何世春.西藏羊八井地热田泉华结垢及腐蚀问题[J].水文地质技术

方法,1990(21):21-28.

该文章被郑州市科学技术协会评为 1992 年度一等优秀学术论文。

Genetic Types Features and Application of Thermal Groundwaters in China

Abstract

According to the tectonic features, modern volcanisms and reserving conditions of terrestrial heat fluids, this author divides the natural thermal waters into three genetic types: ①the thermal water caused by the Quatemary volcanisms or modern magnetisms; ②the thermal water caused by the Cenozoic geotectonisms; ③the artesian thermal water in cratonic sedimentary basins.

Studies on the genetic types of the natural thermal waters and their features are important to the rational exploitation of geothermal resources, the gridance of oil-gas exploration and the eradication of "heat disasters" and "water disasters" is mines.

The Thermal Water Caused by the Quaternary Volcanisms or Magnatisms

This type mainly exists in southern Xizang(Tibet), western Yunnan(Tengchong) and Taiwan(Tatun) etc. Southern Xizang and western Yunnan an area in inland China where the thermal water moves the most vehemently. In this regin, there are about 400 springs, of which approximately 100 are higher in water temperature than the local boilingpoint. The springs appear as warm springs, hot springs, boiling springs, steam jets, intermittent fountains, thermal water explosions, and hot ponds. There are various sinters, such as salt sinters, travertines, geyserites, sulfur flowers and a number of sinter accumulations. Within some geothermal fields we can see minerals such as stibnite, cinnabar, pyrite and realgar. Serious alterations caused by water-heat are also a typical feature of this type.

The world-wide famous geothermal fields caused by modern volcanisms are inItaly, in U. S. A, in New Zealand, in Japan and in U. S. S. R.

Features of the geothermal fields caused by modern volcanisms and magnetisms (the Yangbajing geothermal field in Xizang, China)

(1) There are apparent geothermal phenomena: warm springs, fountains, boiling springs, warm lakes, hot ponds, hot streams, steam jets, steaming areas, sulfur flowers, geyserites, travertine, salt sinters, old spring pits and sinter domes. Low-temperature hydrothermal minerals can be seen, such as mercury cinnbar, stibnite, etc.

(2) The fugitive gas is mainly CO_2, with some H_2S and H_2.

(3) The heat energy is tremendously abundant within the shallow depth of the Yangbajiang geothermal field and near the sulfur mines in Yangbajing, hot-dry rocks exist in the surface.

(4) Strong neo-tectonisms: ① earthquakes are frequent; ② the Quaternary gravel tills were seriously cut by faults; ③the neo-tectonic fault zones in the geothermal field are developing; ④sinter accumulations are distributed along the neo-tectonic zones; ⑤the natural hot springs are controlled by faults.

(5) A cover mainly composed of clay can be seen almost everywhere in the Quaternay sediments within the geothermal field.

(6) There are heat-reserving crevasses and pores with good permeability under the cover.

(7) The sulfur flowers can be seen here and there and there are sulfur mines in the geothermal field. They are composed of natural sulfur which was produced by the oxidation between the hydrogen sulfide escaping from hot spring and crevasses, and the air.

(8) The heat fluid is mainly NaCl – containing thermal water. Its recharges are glacial and surfical water.

The Thermal Groundwater Caused by the Cenozoic Tectonisms

The thermal water caused by the faults

In an uplifted area, some tensile or active faults are good channels and provide an excellent condition for groundwater circulation. After precipitation permeates into the deep crust and gets heated by the deep circulation, it will, under static pressure, gush out of the surface or reserve in the shallow loose sediments—often in the topographically low-lying water-containing strata. The water temperature mainly depends on the depth of water circulation, and the period and path of underground runoffs. Near major emerging channels of thermal water, geothermal anomals areas of ten form most hot springs in China belong to this type.

Features of the geothermal fields caused by the faults warm springs in Huitang area of Ningxiang, Hunan

(1) The thermal water in Huitang area was formed by deep circu-

lation of precipitation along the faults. The water temperature mainly depends on the depth of circulation.

(2) The drainage area of the thermal water is far from its recharge area. The warm springs were formed by the gushing of the water along the tectonic cracks under static pressure.

(3) In this region there is a water-unpermeable cover, under which there are heat-reserving crevasses with good permeability. They are the targets of the heat exploitation.

(4) The chemical components of the water are different from those of the non-thermal water around. The former is mainly composed of the components produced by lixiviation.

(5) Gases, whose components are the same as the air's, always escape from warm springs and underground thermal water. The fugitive gases from a few springs are rich in carbon dioxide, radon, or hydrogen sulfide.

(6) The distributions of the warm springs and thermal water are strictly controlled by petrography and structures.

Genetic Types of Artesian Thermal Water in Cratonic Sedimentary Basins Artesian thermal water in cratonic sedimentary basins

A thick Meso-Cenozoic depositional cover exists in the crust's depressions. If kart crevasses or terraced faults developed well in the bedrock under the cover, the depressions tend to form artesian thermal water in sediments. For example, the centralHebei plain in North China is a great artesian thermal water basin. In this basin every uplifted site contains thermal water. The raised body is composed of siliceous dolomitite of the Wumishan Formation of Jixian system, which was covered by Tertiary System.

Other Meso-Cenozoic artesian sedimentary basins in China are the Songliao Plains, Jianghan Plain, Sichuan Basin, Qaidam Basin, etc. During the past 20 years of geological and petroleum prospecting, abundant geothermal resources have been discovered in these basins, of which some contain highly mineralized hot brine. The world-famous geothermal fields of this type include the East African Rift Valley, Rhine Graben, Bajkal Rift Valley, Hungarian Basin and Paris Bsin.

Features of the geothermal fields in artesian sedimentary basins

The central Hebei plain of North China:

(1) On the bedrock, there are thick loose sediments with good heat insulation. Generally no warm springs appear and heat anomalies are weak.

(2) The water temperature mainly depends on the depth of buried water. The thermal water in convecting tends to maintain its equilibrium with its host rock in heat. The water is heated by regular heat conduction of the rock, and therefore, the water temperature is near the rock temperature.

(3) The recharge of the water is mainly precipitation. Most bore holes are artisan under static pressure.

(4) There are methane, hydrogen sulfide and other gases solved in the water. Its pH value in generally over 7 and with high mineralizatin. It is mostly Cl – Na containing water according to chemical classification.

(5) The thermal water exists at a reduction hydrogeochemical environment; therefore, the water is strongly corrosive.

(6) The thremal water in the Meso-Cenozoic basins are closely related to oil-gas fields; that is to say, the water can be discovered in

petroleum exploitation (e. g in North China Oil Field) , or oil fields can be found in thermal water prospecting.

(7) If heat reservoirs are composed of carbonate rocks, the distribution area of thermal water with be great, the geothermal energy abundant and the water temperature probably over 100 ℃.

(8) Well developed cracks in the bedrock are good channels for ground water movement. Structural faults and karst crevasses in the bedrock may help to form a water-filled strata which can be considered a target for thermal water prospecting.

Significance and Application of the Study on the Genetic Types of Thermal Groundwaters

Dredging thermal water in advance is an important measure to eliminate "heat disasters" and water burstings in mines

In china over 20 mines have discovered "heat disasters". The thermal waters in these mines formed under the influence of ground temperature during circulation along faults. The formation and distribution of these water have a peculiar feature that they are crevasses filled with water under pressure. Their genetic types are the thermal water caused by faults. They mainly move and are distributes along faults. The water-controlling faults are water bursting places in coal seam mining. To solve this problem, the only measure is to dredge the water in advance in order to lower the water level, prevent water from bursting and relieve "heat disasters" by cooling the mines down.

The thermal water in cratonic sedimentary basins closely relates to oil-gas fields

This water has some effects on the formation, movement and accumulation of petroleum, as evidenced by the oil-gas bearing central

Hebei basin of North China. The oil-gas moved from high potential areas to low ones and was accumulated in the latter. Due to thermal water flowing and heat conduction, the ground temperature and its gradients in "structural traps" or "structural uplifts" are the highest if the petrographic complexes are the same. Therefore, the study on the genetic types of the artesian thermal water in cratonic sedimentary basins can not only help us to understand the formation, movement and accumulation rules of petroleum, but help us to decide where to go to prospect oil.

Besides the centralHebei plains, the petroleum bearing plains of Songliao and Jianghan, and the oil bearing basins of Qaidam, Tarim and Jungar in China all contain this type of thermal water. It features great depths, high temperatures and pressure, and large reserves. The formation and distribution of many oil-gas fields in the world are consistent with great geothermal anomalies in sedimentary basins. Therefore, we can use the distribution features of geothermal fields in cratonic sedimentary basins, together with geological and geochemical data, to guide our oil-gas prospecting.

Conclusions

Geothermal energy is a new kind of resource. Many countries have paid a lot of attention to exploiting and utilizing this energy. The study of the genetic types of terrestrial heat and its features helps us to rationally use the geothermal resources, guide oil-gas prospecting and relieve "heat disasters" and "water disasters" in mines.

（此论文摘要原载于"计算机在地学中的应用国际讨论会"，1991 年）

第十节 湖南灰汤温泉水特征

当前湖南省灰汤热矿泉水不仅作为医疗用水,而且已经建立了一个比较大型的农业温室和地热发电试验电站。研究清楚灰汤地下热矿水的成因,不仅有着重要的理论意义,而且有着非常重要的实用价值。为此,本文试就灰汤热矿泉水的热源问题、水源问题以及形成地下热矿水的地质构造条件等问题进行探讨。

一、自然条件概况和热源问题

温泉附近多丘陵,低山呈零星分布。地势西南高、东北低,主要河流有乌江。河水流量受气候控制明显。区域内属于温带潮湿的大陆性气候,夏季潮湿炎热,气温最高可达 40 ℃,出现在 7~8 月,最低温度为 -10 ℃,出现在 1 月,多年平均温度为 15~17 ℃。在温度最高时期,相对湿度最低,蒸发量大,降雨量小,尤其是每年 7~8 月蒸发量最大,为每年的炎热季节。降雨 5、6 月为最高,年降水量一般为 1 200~1 500 mm。11、12 月降雨量最少。降雨多少、蒸发大小,对温泉水的形成与补给有着密切的关系。

温泉附近地区的地层主要是燕山期侵入的正长黑云母斑状花岗岩、斜长黑云母斑状花岗岩和白垩纪沉积的半胶结的砂砾岩层以及河流两岸堆积的第四纪松散堆积物等。离热矿泉较远的区域内地层主要有前震旦纪板溪系浅变质岩,岩石有绢云母片岩、千枚岩、板岩,震旦系的南沱砂岩、南沱冰积层、燧石层,寒武系的板岩、灰岩,奥陶志留系的板岩、页岩,泥盆系的页岩、灰岩、石英砂岩、砾岩,石炭系的炭质页岩、石英砂岩以及不稳定的断层以及白垩系的紫红色砂砾岩等地层。

岩浆岩在热矿水附近地区除正长黑云母斑状花岗岩和斜长黑云母斑状花岗岩外,还有石英岩脉、伟晶岩脉、细晶岩脉和煌斑岩脉等。燕山期多种岩浆的侵入及其岩石、矿物对热矿水的化学成分形成和温度的升高是与侵入岩中含有放射性元素有着密切关系的。因为所有岩石都含有少量放射性元素（见表1），其中铀（U^{238}）、钍（Th^{232}）、钾（K^{40}）及其生成物能产生大量的热（见表2）。

表1　岩石的典型热产率

岩石类型	浓度			热产率（$\mu cal/(g \cdot a)$）			
	U(ppm)	Th(ppm)	K(%)	U	Th	K	总计
花岗岩	4.7	20	3.4	3.4	4.0	0.9	8.3
玄武岩	0.6	2.7	0.8	0.44	0.54	0.23	1.21
橄榄岩	0.016	0.004	0.001 2	0.001 2	0.001	0.000 3	0.013

表2　长寿命放射性同位素及其生成物的热产率

同位素	半衰期（$\times 10^9$ 年）	同位素的比（%）	热产率（$cal/(g \cdot a)$）
U^{238}	4.50	99.27	0.70 ⎱ 0.73
U^{235}	0.71	0.72	0.03 ⎰
Th^{232}	13.9	100	0.20
K^{40}	1.31	0.012	27×10^{-6}

铀具有两种长寿命的同位素：U^{238}通过一长系列的中间产物蜕变为Pb^{206}、而U^{235}也蜕变为Pb^{207}，钍只有一个长寿命的同位素，即Th^{232}，它也通过一系列中间阶段蜕变为Pb^{208}。钾的稀少同位素K^{40}通过两种途径蜕变：一种蜕变为Ca^{40}，另一种蜕变为Ar^{40}。大陆地区的热流大部分来源于地壳中的放射性，放射性蜕变能是地球内部热能的主要来源。

灰汤热矿水位于华夏陆台湘中凹陷带宁乡复背斜东南翼。区域内地层虽然经过多次地质构造运动,形成褶皱和断裂。但是,热矿水附近地区的构造形态主要为断裂构造。乌江大断裂长达几十千米,以北东走向纵贯全区,总断距达千米以上,切断了第四纪以前所有的地层,是白垩纪时期地壳构造运动的产物。对灰汤热矿水形成有直接关系的构造就是这条大断裂及其次级构造——狮子桥断裂。乌江大断裂本身并不会有地下热水。乌江断裂里的糜棱岩带厚度达百米以上,是一个良好的隔水层。这个隔水层阻滞了地下热矿水从西向东流动,保护了地下热矿水的温度,并使地下热矿水在乌江断裂糜棱岩带以西出露地表形成温泉。狮子桥断裂是补给灰汤温泉水的主要地下热矿水通道。该断裂位于乌江西岸灰汤以北,顺狮子桥大沟向北西延伸,是由几条断层组成的。其上游山区的大气降水沿着某些裂隙渗入地下补给地下热矿水。补给温泉的地下热矿水是沿着狮子桥断裂带在地表以下从西北向东南流动。分布于温泉附近的地下热矿水主要赋存在狮子桥断裂带的正长黑云母斑状花岗岩的断裂破碎带里。在赋存地下热矿水的破碎的正长黑云母斑状花岗岩之下是不透水的糜棱岩层;在正长黑云母斑状花岗岩之上,是透水性很差的上白垩纪砂砾岩层。赋存地下热矿水的破碎花岗岩层之上的砂砾岩层与其下部的糜棱岩层,均起着隔水、保温和储热的作用。灰汤地下热矿水就赋存于乌江断层糜棱岩之上、白垩纪砂砾岩层之下的破碎花岗岩的狮子桥断裂带里。赋存着有丰富地下热矿水的狮子桥断裂的破碎花岗岩体在温泉附近呈近东西条带状分布。据钻孔揭露,破碎的赋存地下热矿水的正长黑云母斑状花岗岩带南北宽 30~50 m,含 90 ℃自流地下热矿水,发现最大单个裂隙厚度可达 15 cm,是地下热矿水的良好通道。热异常分布面积约 8 km²。

热矿水附近区域水文地质条件,主要是如前所述的各种岩层经过历次地质构造运动所产生的构造断裂破碎地带的构造裂隙承压水和各种岩石的风化裂隙潜水以及第四系的孔隙水。燕山期侵入的正长黑云母斑状花岗岩地区,一般风化层为十几米厚,构造裂隙也很发育,在断层破碎带里有着丰富的地下水,在局部地方可形成较大流量的泉水。区域地下水主要是由大气降水补给,在低山丘陵局部地带有地表水补给。由于地下水径流和排泄条件都很好,矿化度一般很低(0.1~0.3 g/L),地下水多为 HCO_3—Ca 型水。本区地下热水大部分是来源于地下水的深循环,雨水很容易向深处渗透并到达炽热的岩体,在这里水本身受到加热并带着溶解的物质一起上升,当其到达地表时就形成了温泉。

二、温泉水特征及其水源问题

灰汤温泉水是出露在燕山期侵入的斜长黑云母斑状花岗岩与白垩纪沉积的半胶结的砂砾岩层相接触地带,北东走向的乌江大断裂与北西走向的狮子桥断裂相交部位附近的白垩系砂砾岩下部的正长黑云母斑状花岗岩破碎地带。在天然状态下,温泉水温 87 ℃,天然流量达 1~2 L/min。水无色、透明,因呈碱性,柔润光滑,去污力强。从温泉水里有连续不断的气体逸出,水里溶解有氮、氧和二氧化碳等。温泉水的水温和流量均较稳定。矿化度小于 0.3 g/L,pH 为 8.7,属碱性的含氟的重碳酸钠钾类型的热矿泉水。库尔洛夫式为:

$$N_2 \cdot O_2 \cdot CO_2 \cdot F_{0.008\,8}^1 \cdot SiO_{0.144}^2 \cdot M_{0.2}$$

$$\frac{HCO_{167.7}^3 \cdot CO_{13.9}^3 \cdot Cl_{9.2}^1 \cdot SO_{7.1}^4}{(Na^\bullet + K^\bullet)_{92.2} \cdot Ca_{1.3}^{\bullet\bullet} \cdot Mg_{0.3}^{\bullet\bullet}} T_{87} D_1$$

灰汤地下热水来源于大气降水。从温泉水里逸出的气体体积百分比为:氮 98.5%,氧 0.7%,二氧化碳 0.7%。

氮在岩石中含量很少,主要分布在空气中,约占空气总体积的 79%。在 1 大气压、20 ℃时,100 cm³ 氮气在 100 g 水中能溶解 0.001 89 g 氮气。温泉水里的氮是溶解在雨水或地下水里的氮气同水一起沿着基岩裂隙渗入补给地下热水以后形成的。游离氧是大气圈及水圈中溶解气体的重要组成部分,氧的质量占大气圈总质量的 23.02%;氧体积占空气总体积的 20.94%。氧气比氮气易溶解于水。在 1 大气压、25 ℃时,100 g 水里能溶解 0.004 g 氧气。溶解在雨水或地下热水里的氧气随着地下热水一同沿着基岩裂隙或构造破碎带补给温泉水。二氧化碳占空气总体积的 0.03%。它比空气中其他气体重,是空气比重的 1.5 倍。在标准状态下,1 L 空气质量平均为 1.3 g,而 1 L 二氧化碳气质量约为 2 g。在 1 大气压、25 ℃时,100 g 水里能溶解 0.145 g CO_2。溶于地下热水里的二氧化碳往往比大气圈中游离二氧化碳占的比例大。溶解在灰汤温泉水里的二氧化碳,主要是空气中游离的二氧化碳随着雨水渗入地下补给温泉水而成。灰汤温泉水里的氮、氧和大部分二氧化碳是大气中游离的氮、氧和二氧化碳,它们以分散状态饱和在雨水里,随着雨水降落到山区,并沿着张开裂隙渗入地下补给地下热水。此外,空气中的氮、氧和二氧化碳,在气体的热力作用下,向补给温泉水的地下水里溶解,其溶解度服从亨利－道尔顿定律。溶解于水中的各种气体,随着地下水的运动,逐渐进入到地下深处,组成地下热水的气体成分。各种气体在地下热水里的溶解度严格地受热水的温度和压力的控制,并与地下热水中氢离子浓度、氧化还原环境、矿化程度以及地下热水循环的基岩裂隙性质和运动条件等有着密切的关系。

温泉水里含有的物质主要有 $Na^+ + K^+$(92.17 mg/L)、Ca^{2+}(1.29 mg/L)、Cl^-(9.18 mg/L)、SO_4^{2-}(0.07 mg/L)、F^-(8.85 mg/L)和 SiO_2(144 mg/L)。温泉水矿化度为 0.22 g/L,pH 为 8.73(以上均为 4 次化验结果平均值)。温泉水中氟离子含量为 8.85 mg/L,高于饮用水 0.7 mg/L 的 13 倍,不能做为饮用水。

温泉水里的阳离子以钠和钾离子为最多。水里的 HCO_3^- 一方面来源于温泉附近地区的碳酸盐岩石。石灰岩被含有二氧化碳的地下热水溶解以后就可以形成 HCO_3^-。当地下水里所含的气体

中 CO_2 占 0.03%，在正常压力下，水温 30 ℃ 时，每升水能溶解碳酸钙 1.05 毫克当量/L。地下热水里 CO_2 含量越多，石灰岩被溶解得就越多，水里 HCO_3^- 的含量也就越多。另外，含有钾长石和钠长石的燕山期花岗岩以及其他各种酸性脉岩等，一方面是来源于这些岩石被长期风化后，在张开性质的裂隙或破碎带中，经过含有 CO_2 的地下热水与长石类矿物相互作用的结果。水里 CO_2 含量越多，各种铝硅酸盐分解得越强，地下热水里的 HCO_3^- 就越多。温泉水里的 SO_4^{2-}，主要是分布在温泉附近地区各种金属硫化物与含有游离氧的地下热水作用后，产生金属硫酸盐或硫酸，使热矿泉水里有 SO_4^{2-}。温泉水里 Cl^- 含量多少是与温泉附近地区含氯岩石有着密切的关系的。在黑云母斑状花岗岩里分散状态的氯，遭到风化或被地下热水溶滤以后，Cl^- 就会被带到温泉水里。同时，温泉水里氯离子的多少，在一定程度上能反映出地下热水在岩石深部裂隙、破碎地带里循环的难易和水交替的程度。当地下热水在地下构造裂隙带循环非常困难时，温泉水里氯离子的含量就会大量增加。灰汤温泉水，如果单独从水里 Cl^- 的含量来考虑，可以认为它在地下地质构造裂隙中循环交替的条件是良好的。除此之外，温泉水里的 SO_4^{2-} 含量和矿化度也很低，泉水的温度又很高来看，灰汤温泉是在很畅通的地下深处循环以后出露地表形成的。

综上所述，湖南灰汤温泉是形成在华夏陆台湘中凹陷带宁乡复背斜东南翼的乌江大断裂的次级构造——狮子桥断裂带里。狮子桥断裂是补给灰汤温泉的主要地下热水通道。地下热水的补给是饱和着空气中的氮、氧和二氧化碳等气体的大气降水。地下热水的热源是热水附近地区岩石里的放射性元素产生的大量热能。当地下水流经深断裂构造和遇到高温岩体后，温度升高形成了地下热水。

说明：本文是作者现场调查研究后完成的。文中所用资料均为第一手资料。除表 1、表 2 为参考他人文献外，无其他参考文献。本次略作修改。中国湖南宁乡灰汤温泉成因属于断裂构造类型地热温泉特征。

第六章 食管癌、肝癌、胃癌等癌症与环境水文地质关系探讨

　　水是维持生命的一大要素。天然水是人类饮用水水源。天然水是一种复杂的溶液。当前发现的 112 种化学元素中，在天然水中发现有 60 多种，其中有些是人体需要的，有些是不需要的，还有些是有毒、有害的。如果在饮用水中某些元素或离子缺乏或过剩，轻者影响人体健康，重者致病、致癌、致死。

　　目前人们发现某些癌症分布具有明显的地方性。癌症往往与特定的自然地理、地质环境有关。其首先反映在地貌和地形方面。只要对地形地貌和微地形微地貌进行仔细观察，就可以发现癌症的分布与地形地貌密切相关。其次反映在饮用水污染严重，水质恶化，有利于有机质堆积的地区，水中 NH_4^+、NO_3^-、NO_2^-、腐殖酸含量高，癌症发病率高。还反映在地层岩性、土壤性质和饮用水水质方面。在石灰岩、白云岩及其风化后形成的土壤地区，由于人们长期饮用矿化度为 0.4～0.5 g/L 的 $HCO_3 - Ca \cdot Mg$ 型地下水，水中不含有 NH_4^+、NO_3^-、NO_2^- 和腐殖酸。此水无有机质污染，人类和牲畜均很少患有癌症。

　　饮用水中硝酸盐含量高对人体的健康很不利。饮用水中硝酸盐含量高，胃癌发病率高，这在英国等一些国家调查发现和已经证实。亚硝胺是强致癌物，这已为动物试验所证实。饮水中钙、镁离子含量与人体健康关系极大，如果饮用水中不含有钙、镁离子，可能会出现佝偻病和骨软化病。饮水中硫酸根离子含量超过 1 000 mg/L 时，会引起腹泻等。

自然环境特征是由气候、植被、地质、地貌、生物、土壤、水文、水文地质和水文地球化学等综合因素作用的结果。这些因素控制了元素和有机化合物在天然水、土壤和生物间的迁移、聚集和分布规律。因此,癌症的分布与自然环境特征有着密切的联系。

一、食管癌

癌症是一种严重威胁人类健康的疾病。据统计,现在世界上每年有 300 余万人死于癌症,约占世界人口死亡总数的 1/6 以上。1958 年,我国曾对 13 个省市中的 400 多万人口进行防癌普查,发现癌症患者 1 765 人,其中食管癌占第 3 位。食管癌发病年龄多在 40 岁以上。

世界上食管癌的一个较大的高发带位于中亚地区,包括伊朗的里海沿岸和土库曼斯坦、乌兹别克斯坦、哈萨克斯坦等地。该区气候干旱、水源缺乏,土壤盐渍化程度较高,饮用水属硫酸盐－重碳酸盐或硫酸盐－氯化物型。地表水、潜水的矿化度较高,水中的 Cl^-、SO_4^{2-}、F^-、Na^+、K^+ 等离子富集。于是有人认为食管癌高发与盐碱土带有关。其实,食管癌发病率与饮用腐殖酸含量高和污染严重的水有关。在碳酸盐土壤带和砂壤带,各种癌症的死亡率均很低,这与地下水交替条件较好、低矿化度的重碳酸钙镁水有关。因此,食管癌的分布有明显的地方性。世界上食管癌多分布在莫桑比克、南非、乌干达、伊朗、蒙古以及我国等亚非地区。如伊朗的里海沿岸和苏联的西南部,各地的死亡率在 49/10 万 ~ 174/10 万。我国食管癌的高发区主要是太行山的中、南段,山西、河北、河南三省相邻地带。据 1969 ~ 1971 年死亡率资料[1],河南(48.39/10 万)、河北(47.65/10 万)、山西(42.07/10 万)。河南省高发区在北部、西部。豫北以鹤壁市最高(141.51/10 万),其次

---

❶ 林年丰,环境水文地球化学,79 页,1982.5。

是林县（131.79/10 万）。河北省以涉县（165.91/10 万）、磁县（2.11/10 万）、武安（107.98/10 万）三地区为最高。山西省阳城（169.23/10 万）、晋城（143.89/10 万）、高平（109.24/10 万）、陵川（99.2/10 万）、长子（10.80/10 万）等地区较高。有的地方死亡率高达350/10万，最低的死亡率为1/10 万 ~ 5/10 万。这些癌症分布具有明显的环境地质和饮水水质特征。我国食管癌流行地在亚黏土或富含腐殖质的亚黏土分布区死亡率较高，在亚砂土、粉砂土地区死亡率普遍较低。

　　我国食管癌发病率有从山区、丘陵向平原递减的趋势。在山区是"山中谷"，在平原则是"平中洼"，是癌的高发点。这些地方水径流条件差、水体交替十分缓慢，水质差。同理，在河流交汇处发病率也高。山西省某些地区食管癌发病率可能与无烟煤分布有关。河南省食管癌主要分布于安山岩分布区。在石灰岩分布地区，食管癌患者是很少的。笔者认为，石灰岩分布地区往往是低矿化度（小于 0.5 g/L）的、重碳酸钙镁（HCO_3—Ca^{2+} · Mg^{2+}）型的地下水，这种水中含有较适量的 Ca^{2+}、Mg^{2+}。饮用水中 Ca^{2+}、Mg^{2+}含量与人体健康关系极大。如果饮用水中不含有 Ca^{2+}、Mg^{2+}，往往是高矿化度的、不能饮用的 Cl^-—Na^+ 或 Cl^-—Ca^{2+} 型水或是被严重污染的地下水体。大量流行病学调查资料证明，在病区凡饮用污染严重的各类地表水，如河、溪、沟、渠、窖、塘、池等地表积水者，癌症死亡率很高。河南省林县资料表明，食管癌死亡率与饮水中 NO_2^- 含量呈正相关。各种水中 NO_2^- 含量顺序为：旱井水（0.187 ppm）> 池水（0.096 ppm）> 渠水（0.047 ppm）> 井水（0.010 ppm）> 压井水（0.006 ppm）> 泉水（0.003 ppm）；腐殖酸含量的差异亦明显。湖北省钟祥县大柴湖1978 年食管癌发病率较高，认为此癌与饮用水中亚硝酸盐含量过高有关，其中在 56% 的水样亚硝酸盐氮含量超过生活饮用水卫生标准，最高超过生活饮用水卫生标准允许量的 16 倍。亚硝酸盐是致癌物。在干旱、半干旱气候条件下,严重缺水或黄土地区,群众饮用窖水、污染严重的池水或渠水,致使食管癌发病率增加。例如,我国太行山中南段食管癌死亡率与水源类型关系明显,高发区主要饮窖水,死亡率为252.8/10万。中发区多饮池水、渠水及河水,死亡率为126/10万。低发区主要饮井水和泉水,死亡率为39/10万。在河流下游水网平原地区,因此层多以冲积形成的含有丰富有机质的黏土类为主,有时有湖沼相沉积。因地形非常平缓,黏土层厚、沼泽发育、水径流条件差,水体很少交替,局部有地表水零星分布,地下水位高。这里的地下水和地表水有机污染严重,长期饮用食管癌发病率增加。

食管癌病因与环境地质关系密切。美国通过对黑海岸的调查发现,从黑海岸东部到西部,食管癌年发病率有很大差异,东部为80/10万,西部为12/10万。在男女性别比例上,东部为0.6:1,西部为3:1[1]。这个情况说明,几乎肯定存在着一种强致癌物。又如我国有关部门在河南、河北、山西、北京等省市进行地质、地理、土壤、地球化学和医学等多种学科调查,其结果初步说明,高发区多集中在低山丘陵区,平川则多为低发区。饮用水中铵、硝酸盐、亚硝酸盐含量,高发区普遍高于低发区。初步认为食管癌与硝酸盐、亚硝酸盐有关。近年来,国内外研究者根据实验证明,亚硝胺类化合物具有很强的致癌作用。环境中的某些饮用水、食物本身具有亚硝胺物质或者能转变为亚硝胺的物质,可能是诱发消化道癌的一种重要因素。饮水中硝酸盐含量与食管癌有一定关系。我国食管癌的平均死亡率为11/10万。其分布极不均匀,有几个明显的高发区。如太行山中南段高发区,以盐亭为中心的川北高发区;以汕头、梅县为中心的广东高发区;以淮安、建湖、泰兴为中心的苏北高发区。各区的癌症死亡率是在68.81/10万~139.48/10万。食管癌分布的总趋势是北方高于南方,内地高于沿海。我国食管癌死亡率也有山区高于丘陵,丘陵高于平原的趋势。而且

"山中谷""平中洼"多为相对高发点,其原因是这里水径流条件差、水体交替缓慢,水质差。

二、肝癌

肝癌主要分布于亚非地区的某些国家。如莫桑比克、南非、乌干达、新加坡。欧美等国肝癌发病率较低。我国某些地区是世界上肝癌的高发区之一。在江苏、浙江、广东、广西、桂林、上海等东南沿海地区肝癌流行,尤以长江口地区最严重。

据统计❶,我国江苏省启东县肝癌发病率为 45.78/10 万,广西壮族自治区扶绥县为 40.36/10 万。肝癌发病率最高的三个国家是莫桑比克(108.8/10 万)、南非(19.2/10 万)、新加坡(8.6/10 万)。发病率最低的国家是日本(6.9/10 万)、美国(2.4/10 万)、瑞典(1.8/10 万)、加拿大(1.0/10 万)、英国(0.8/10 万)。肝癌高发区多为中、低纬地带的湿热环境,在沿海地带和水文网发育地区偏高。例如,长江、珠江下游是水文网发育的三角洲平原,这里有古河道、沙洲、牛轭湖和海湾分布。三角洲平原地形平缓、沉积物海陆交互、海水倒灌、地层堆积多为黏土、淤积物、水体很少交替循环,有机污染严重。水、土中腐殖质和腐殖酸含量高,致使肝癌死亡率显著增加,尤其是在古洼地处更为突出。据江苏省启东县 1972~1981 年调查资料,饮用水水源类型不同,肝癌死亡率不同。饮用宅沟、塘水者最高(96.51/10 万)、饮用深井水者最低(7.25/10 万)。启东肝癌病区饮水中腐殖酸和 NO_2^- 含量与发病率呈非常显著的正相关。相关系数分别为 0.97 和 0.92。饮用塘水者死亡率最高(65.53/10 万),腐殖酸(0.434 ppm)和 NO_2^-(0.535 ppm)的含量也最高。饮用井水者死亡率(8.05/10 万)和饮用深井水者死亡率(7.25/10 万)较低,腐殖酸(井水 0.184

---

❶ 林年丰,环境水文地球化学,1982。

ppm、深井水 0.079 ppm）和 NO_2^-（井水 0.218 ppm、深井水 0.047 ppm）含量也较低。广西壮族自治区武鸣肝癌平均死亡率为 31.20/10 万,而鸣华农场的死亡率却高达 63.98/10 万,其中饮塘水者最高（71.70/10 万）,饮井水者较低（27.58/10 万）。南宁肝癌高发区肝癌死亡率是,饮塘水者最高（69.9/10 万）、饮井水者最低（20.35/10 万）。肝癌死亡率随着饮塘水和池水的比例增高而升高。

在石灰岩分布地区,岩溶裂隙水中 Ca^{2+}、Mg^{2+} 含量一般是比较丰富的,矿化度为 0.4~0.5 g/L,水的 pH 为 6.5~7.5,水中有机污染物质、腐殖质含量都很少,是一比较好的供水含水系统。因此,在石灰岩分布地区和由石灰岩风化后形成的土壤地带均很少发生各种癌症。然而,在十分缺水的岩溶山区里,由于饮用窖水、塘水和渠水,水质受有机污染并含有较多的腐殖酸,也可以引起局部居民患有肝癌。我国肝癌死亡率有南方高于北方,东部地区高于西部地区,沿海高于内地的总趋势。

三、胃癌

就世界范围而言,胃癌高发区主要集中分布于英国、荷兰、瑞典、苏联、日本等国。英国胃癌高发区是在英格兰和威尔斯地区。英格兰和威尔斯胃癌死亡率与地貌关系是:在分水岭高地、河流上游死亡率低,而在河流的中、下游河谷地带死亡率较高,在河漫滩和超河漫滩地死亡率很高。在超河漫滩以上的地区死亡率显著较低。荷兰也是一个胃癌高发国家,主要分布于平原区的沼泽洼地,在山区、丘陵则较少发病。苏联胃癌高发区多集中于欧洲低平原。我国胃癌平均死亡率为 15/10 万,多分布在西北黄土高原和东部沿海各省。北欧瑞典等国胃癌死亡率显著较高,高发区居民多是饮用富含腐殖质的酸性软水。有人认为日本胃癌死亡率与饮水中 Ca^{2+} 含量呈负相关。笔者认为饮用水中的 Ca^{2+}、Mg^{2+} 等含量少、矿化度小、硬度小,pH 偏低,水中 NH_4^+、NO_3^-、NO_2^- 和腐殖酸含量高的有机污染还原型的酸性软水,是胃癌发病率高的主要原因。如果饮用水中 Ca^{2+}、Mg^{2+} 等含量适度,矿化度、硬度适宜,pH 属于中性,是氧化型的非软水,人饮用此种水很少发生各种癌症,也很少患有别的地方性疾病。

据报道,胃癌发病率与土壤烧失量有明显的正相关。有人认为烧失量为 10% ~ 13% 的土壤最有利于胃癌的发生。有人指出,胃癌的最高发病率常见于有机碳含量为 2.5% ~ 4.0% 的地区。英国北威尔斯胃癌高发区土壤为沼泽土和泥炭土,富含腐殖质。富含腐殖质的沼泽土、泥炭土胃病高发;缺 Mo 的土壤直肠癌高发;而在碳酸盐土壤带和砂壤带各种癌症死亡率均很低。

四、食管癌、肝癌和胃癌病因分析

食管癌、肝癌和胃癌高发区突出的特点是饮水水质不良,有机物污染严重。水质混浊,常常为黄色、黄绿色、灰黑色,水有异嗅、异味,水里微生物繁殖。通过水分析,癌症高发区水中 NO_3^-、NO_2^-、NH_4^+、亚硝胺和腐殖酸含量高,水的耗氧量高。人们长期饮用窖、塘、池水或沟、渠、溪水,都可以造成各种癌症的发生,甚至各种癌症死亡率很高。

德国人研究了荷兰的各种癌症与 16 种土壤的关系后发现,富含腐殖质的黏土有利于癌症的发生。砂土区发病率较低。在母质为石灰岩的碳酸盐土壤上癌症发病率很低。究其原因是土壤不同、土壤的成分不同,水质也不同。砂土的渗透性较好,地下水交替得快,水质较好。水质好的具体表现是:水的化学类型为 HCO_3^- —Ca^{2+} · Mg^{2+}、矿化度为 0.4 ~ 0.5 g/L,是未受污染的合乎饮用水水质标准的地下水。有人发现,大雨年份后的一、二年,胃癌发病率显著增加,这是因为大雨过后有利于杂草丛生,不利于植物残骸分解,增加了土中腐殖质和水中腐殖酸含量的结果。

癌症多集中分布在水流不畅,利于腐殖质堆积的低洼地形区。在地形相对低洼,地表水、地下水水流不畅或处于停滞状态,并受到有机质污染,水中缺氧,常常着有茶色、黄绿色或灰色,区域或局部区域腐殖质堆积多的地区为癌症发生地。癌症发生与地表有较厚的枯枝落叶层、草炭层、腐殖黑土和腐殖淤泥堆积等富含腐殖质的有机物环境有关。在灰色森林土带,草甸黑土、沼泽土及黑色黏土地带等含腐殖酸丰富的地区易发生癌症。这里的主要特点是气候湿润、植被发育、土壤富水缺氧、富含腐殖质,无机元素贫乏,土壤偏酸性。因此,研究癌症分布与天然有机质环境和不良饮用水水质密切相关。

研究癌症与地形、地貌、岩石、土壤关系时,比较明显的是表现在饮用水对于人体的作用。瑞典有人认为胃癌分布与酸性水有关。英国、荷兰、日本和苏联等国胃癌高发区也多为酸性软水区。有关资料显示,癌症死亡率与饮水中 SiO_2 含量偏高有关。当饮用水中 SiO_2 含量大于 20 mg/L 时,有助于癌症高发[2]。水中 NH_4^+、NO_3^-、NO_2^- 含量高时,发病率高。食管癌高发地点多位于相对低洼地形,那里水流不畅,排泄不良,有利于有机质堆积。肝癌高发地点也是在水流静止、污染严重、水质恶化的水网末梢部位。例如江苏省启东县 1958~1971 年肝癌死亡率分布情况是,大河两岸死亡率低,水系末梢死亡率高,该地区是我国当前肝癌死亡率最高的,这里的家畜、家禽也患肝病。由此可见,饮用水水质不仅与人的健康关系极大,对家畜、家禽也是同样重要的。又如广西壮族自治区扶绥县 1964~1972 年肝癌死亡率为 40.36/10 万,是我国第二高发区。这里居民除河流沿岸地带吃河水外,大部分人饮用塘水、小水库水或渠水。其中,不少水源污染严重,造成癌症高发。实践证明,在高亢、开阔、水流通畅的水文地质环境,饮用水中主要含有 HCO_3^-、Ca^{2+}、Mg^{2+},矿化度、硬度、pH 适度的合乎饮用水水质标准的石灰岩地区一般温度的、大的上升泉水,第四纪冲积形成的厚层砂砾石组成的承压含水层里的地下水,一般都是比较好的饮用水供水水源。凡是在缺乏有机质腐殖酸的环境,水体交替迅速,少受或不受有机质污染的饮用水环境都很少有癌症发生。在某些特定环境中,受有机质污染的地下水或地表水做为饮用水水源,必然有助于肝癌、食管癌、胃癌的发生。因此,保护环境,防止地表水、地下水污染、疏通河道水渠,保证水流循环通畅,取用不受有机质污染的泉水、大江大河和石灰岩、白云岩或第四纪冲、洪积形成的砂砾石层的深层地下水,对预防癌症发生会起到积极作用。

五、结束语

癌症在地理分布上具有明显的地区性。在某些地区有集中高发的趋势。病区有一定的界限,逾越这个界限,就是非病区。癌症的地区性分布,说明它与自然环境有关。因此研究癌症与自然环境,特别是癌症与饮用水水质的关系极为密切:①当饮水中 HCO_3^-、Mg^{2+}、Ca^{2+} 有较高的丰度时,很少出现癌症;②饮用不含有机质的碳酸水,无污染的水、水中各种元素和离子含量适度的水,不仅有利于人体健康,而且是防癌的重要措施;③饮用富含腐殖质的酸性软水、有机污染水,某些元素过高或过低的软水都不利于人体健康;④饮用水中 As、Cd、Hg、Cu、Zn、Pb、Ni、Be、Ba、V 等元素或离子含量过剩,亚硝酸根、硝酸根、腐殖酸含量高,被认为有致癌作用。

近几十年中,人类健康出现了一些重大问题,许多国家都在研究。美国孟山都化学公司与哈佛医学院签订了关于治疗癌症药物的基础研究的为期十年的合作协议[3]。在美国,癌症每年以 3% 的速度增长。近 40 年来,在加拿大,仅肺癌增加了 5 倍,日本增加了 3 倍。致癌的年龄,令人惊异地扩向儿童。大量研究资料表明,癌症的百分之九十与化学物质有关。皮癌——As 高,骨癌——Be 高、Cd 高,乳腺癌——Be 高,咽部癌——Ni 高,直肠癌——Ni 高、

Cd 高, 白血癌——Zn 高、As 高, 食道癌——Cd 高, 胃癌——Cu 高、Zn 高, 肝癌——亚硝酸盐高[4]。铅、铬、砷、镉、镍、亚硝胺、多环芳香烃类等 1 000 多种化学物质, 都已经通过动物试验证明是致癌物。

参考文献

[1] 黑龙江省地质局第一水文地质队. 地方病环境水文地质[M]. 北京:地质出版社,1982.

[2] 沈照理,等. 水文地质学[M]. 北京:科学出版社,1985.

[3] 梁战平,等. 各国科技要览[M]. 北京:科学技术文献出版社,1988.

[4] 林年丰. 医学地质[C]//长春地质学院科学研究论文集(第三分册),1982.

[5] 何世春. 饮用水源与氟病防治[N]. 中国地质报,1989-09-22.

[6] 何世春,徐丙申. 腐植酸络合性导致某些地方病因探讨[N]. 河南环境,1991(3).

[7] 何世春. 饮用水水质与疾病[N]. 郑州晚报,1996-09-15.

第七章 饮用水水质污染对人体的危害

第一节 地下水有机化合物污染

许多地下水受到有机化合物污染。地下水中含氮化合物主要来源于动物的排泄物和腐败的动物体。含氮化合物包括蛋白质、有机氮、氨态氮、亚硝酸盐氮和硝酸盐氮等,它们是蛋白质的分解产物。地下水中含氮化合物是否存在及其含量多少,是判断地下水质是否受粪便等污染物直接或间接污染的标志。污染饮用水水源的蛋白质类含氮物质,在微生物分解作用下,发生一系列变化。

当地下水中只含蛋白质和有机氮而不含其他氮质化合物时,说明水质受到含氮有机物的初步污染。如果蛋白质经过无机化分解或氨氮经过硝化过程以后,地下水中含有亚硝酸盐氮,亚硝酸盐氮经过水中溶解氧氧化后生成硝酸盐氮,硝酸盐氮在还原环境下还原为亚硝酸盐氮。当上述几种氮质化合物同时存在时,说明水质不仅受到污染,而且是先后连续性遭到污染。

当水中含有亚硝酸盐氮和硝酸盐氮,而不含有机氮、蛋白质时,说明水质曾经受到过污染或接纳了硝酸盐废水,从而使水中硝酸盐氮含量过高,并由于硝酸盐氮经过还原作用,形成了较多的亚硝酸盐氮溶于水中,致使水中硝酸盐氮和亚硝酸盐氮同时存在。因此,检查地下水中氮质化合物的种类和含量,不仅可以了解水质是否受到人、畜粪、尿液和各种有机物的污染,而且可以推测地下水质被污染的程度和阶段。

当地下水受到有机物质污染后,水中溶解氧含量下降,以致完全消失。有机物进入地下水以后,在氧化分解过程中,溶解在水中的氧气逐渐被消耗,含量不断降低。水中亚硝酸盐氮被氧化为硝酸盐氮;当水中溶解氧完全被耗尽以后,水中的硝酸盐氮逐渐还原为亚硝酸盐氮,全部变为亚硝酸盐氮时,水中溶解氧也被全部耗尽。这时厌氧细菌繁殖并活跃起来,有机物质发生腐败作用,会使水源产生臭气。所以,地下水中是否含有溶解氧及其含量变化是判断地下水质是否受到有机物污染的重要标志。

第二节 饮用水水质与疾病

我国古代就知道饮用水与人体健康的关系。管子指出:济之水其水清白,其人坚劲。李时珍在《本草纲目》中谈到:南阳之潭渐于菊,其人多寿。唐代刘禹锡指出:凡饮水疗疾,旨取新汲清泉,不用停、污、浊、暖,非直无效,亦且损人。我国是开发利用矿泉水最早的国家。汉朝张衡的《温泉赋》就有记载,在温泉碑上刻有"有疾病兮,温泉泊焉,以流秽兮,除去邪气。"

近些年来,国内外研究表明,饮用水质可导致人类患多种地方病或地方性疾病。它们涉及人体的各个部位:心血管系统、脑血管系统、内分泌系统、神经系统、消化系统、骨齿系统、生殖功能、细胞组织等。具体来说,有心血管病、脑溢血病、癌症、大骨节病、地方性甲状腺肿大、龋齿、地方性砷中毒等,均与饮用水水质有着密切的关系。

由于人为污染或其他因素,在饮用水中含有酚酸类、聚酚类、亚硝胺类、甲烷类、重烃类、芳香烃类、多环芳香烃类、高分子聚合物类以及化学试剂、有机合成染料等。当它们被人体摄入后可能产生心脏毒、肝脏毒或引起机体代谢障碍或产生致癌作用。

我国幅员辽阔,自然条件复杂,地方病种类多、分布广、危害大,再加上有些地方水源人为污染严重,饮用水水质与人类健康问题显得越来越重要。保证饮用水质量,防止水源人为污染、防治地方病和各种疾病发生是全国各民族共同的任务[1]。

高氟区改水工作的意义重大。地方性氟中毒是世界上广泛流行的地方病之一,严重危害人体的健康。

氟骨症与龋齿是因为环境中氟的过剩或不足引起的两类性质不同的地方病。人体缺氟患龋齿病;而过量的氟对人体是一种全身性毒物,主要表现为腰腿痛、关节强硬、上下肢弯曲、拱腰驼背,严重者产生骨折。氟中毒病人是抬头看不见蓝天,低头看不见脚尖,左顾右盼周身转。此病在我国主要见于河南东部、河北、山西、山东、辽宁、吉林、天津、宁夏、江苏等省(区、市)。在这些地区,搞好高氟区的防病改水工作,关系到千家万户,是发展生产、造福人民、造福子孙后代的大事。

生活饮用水中氟离子含量以 0.5 ~ 1.0 mg/L 为宜。笔者建议以 0.7 mg/L 为最佳标准[2]。

水是生命之源,健康饮水是时代要求。饮用水水质不洁是造成人类疾病的主要原因。在国外,所患疾病的 80%、死亡的 30%,是因为饮用水水质不良造成的。

据世界卫生组织公布的资料表明,当前因为水污染使全世界每年有 5 000 万儿童死亡;3 500 万人患心血管病;7 000 万人患胆结石、肾结石;9 000 万人患肝炎;3 000 万人死于肝癌、胃癌。除上述之外,又如男性不育、皮肤病、妇科病、脱发、近视等发病率也在急剧增长。

近年来,纯净水、太空水、蒸馏水大量涌入市场。据报道,目前北京获得准产证生产纯净水的水厂有 60 余家,已有 5% 的家庭在使用纯水机自制的纯净水。

那么,什么是纯净水?所谓纯净水,是将原水经过若干道工艺进行处理、提纯、净化的水。作者见河南省郑州市一家纯净水厂将天然地下热矿水,经自动化灌装线装成桶装纯净水。此纯净水是彻底清除了原地下热矿水中的钾、钠、钙、镁、铁、锰、氯、硫酸根、碳酸根等多种阴阳离子。由此可见，纯净水在制作过程中，一方面去除了对人体有害的病菌、有机物和某些有毒元素；另一方面也去除了对人体健康有益的微量元素和人体必需的矿物质。这样，纯净水、太空水、蒸馏水便成为一种溶解能力极强的溶剂。

作为溶剂的纯净水，当其与固体或其他物质接触时，就会产生使该物质全部或部分溶解的现象。水在某种程度上溶解许多物质的性能是水最重要的特点。由于这一特点，人们在长期喝纯净水的过程中，不但不能给人体补充必需的矿物质和微量元素，反过来还会从人体中带走大量的微量元素，造成人体微量元素和矿物质的流失，尤其对于孕妇、婴幼儿和老年人，更容易引起营养不良。长期饮用纯净水后导致人体免疫力下降，容易产生疾病[3]。

矿泉水有好坏。天然优质矿泉水是指水中含有矿物质或一种及多种微量元素且对人体健康有益的天然泉水。因为水质真正好的天然优质矿泉水确实能使婴幼儿健康成长、对中老年人能起到防病健身的功效，也是夏季理想方便的清凉饮料，所以很受国内外消费者的欢迎。例如：我国北京市玉泉山泉水、山东省济南市趵突泉泉水以及河南省郑州市雪华山矿泉水等，都是水质优良的天然矿泉水，是人们理想的饮用水。但是，在自然界也有含有有毒化学成分的矿泉水、不能饮用的矿泉水，如我国西藏自治区羊八井温泉水。羊八井温泉水是含有多种微量元素的矿泉水。这些微量元素有些是对人体有益的，如 K^+、Ca^{2+}、Mg^{2+}、SO_4^{2-}、HCO_3^- 等；有些是对人体有害的，如 H_2S、Pb^{2+}、Sr^{2+}、SiO_2 等；还有些微量元素含量超过饮用水标准的，如 F^-、Br^-、NH_4^+ 等。另外，在羊八井温泉附近取岩石样品进行化学成分分析。分析结果表明，岩样中含有汞，汞有剧毒。因此，羊八井温泉水虽然是含有多种微量元素的地下热矿泉水，但是它是含有剧毒化学成分的水，是不能饮用的矿泉水。

饮用水水质与癌及有关地方病有关。水是维持生命的元素。天然水是人类饮用水源,也是一种复杂的天然水溶液。在112种化学元素之中,天然水中有60余种,其中有些元素是人体必需的,有些元素是人体不需要的,有些元素对人体是有毒、有害的。如果饮用水中某些元素或离子缺乏或过剩,轻者影响人体健康,重者致病、致癌、致死。

事实证明,某些癌症分布具有明显的地方性。这些癌症往往与特定的自然地质环境有关。首先反映出,某些癌症分布与地形地貌变化一致。其次还反映出,饮用水污染严重,水质恶化。有利于有机质堆积的山区,水中铵、亚硝酸根、硝酸根和腐殖酸含量高。另外,某些癌症分布还与地层岩性和土壤性质等有关。

自然环境是由气候、地形、地貌、水文地质、土壤地质、水文、生物、水文地球化学、环境地球化学等多种因素综合作用的结果。这些因素控制了元素、离子、气体以及有机化合物在天然水中、土壤里和生物间的迁移、聚集和分布规律,这就必然使某些癌症的分布与天然水、土环境相一致,只有个别地方癌症的分布是与人为污染有关。

实践证明,饮用水水质与癌症生成密切相关。饮用沟、渠、塘、池、窖水者高。食管癌、肝癌和胃癌高发区突出的特点是饮用水水质不良。当饮用水中的化学成分达到标准时,很少出现癌症;当饮用水中不含有机质,无污染时,有益于人体健康;当饮用富含腐殖酸的有机污染水时,不利于人体健康;当饮用水中砷、汞、铜、铅、锌、镍、铍、钡等含量过剩,亚硝酸根、硝酸根、亚硝胺、铍、腐殖酸和多环芳香烃类等化学物质含量高时,有致癌作用。因此,保护环境,防止地表水、地下水污染,疏通河道水渠,保证水流循环畅通、取用不受有机质污染的水,对预防癌症发生会起到积极作用。

众所周知,地方病是一种危及人类生存的疾病。人类的许多疾病具有明显的地区性。克山病、大骨节病、氟骨症、甲状腺肿、结石病、脑溢血症、变性血色素症、肌萎缩性侧索硬化症、多发性硬化症以及肝癌、胃癌、食管癌等，均与饮用水水质有着密切的关系。笔者研究结果表明，天然水质因地不同、因时而异，相当复杂。由于饮用水中含有的元素种类、数量不同，因此产生的地方病种类和癌症发病程度也不一样。

（1）克山病具有地区性，一般发生在农村。克山病以妇女和儿童为多，妇女中以孕妇为多。克山病病区水质污染严重，饮用水中多含腐殖酸。

（2）大骨节病是一种伴有机体改变的、对称的地方性畸形骨关节病。大骨节病受局部地形地貌影响，具有明显的地方性特征，与饮用水水质关系密切。

（3）地方性甲状腺肿是一种世界范围的地方性疾病，患者有2亿人，危害严重。如果母亲患病，就会引起胎儿大脑发育障碍，导致后代患克汀病。克汀病的主要特征是聋、哑、傻、终身残疾，流行严重的山区出现"哑巴村"。研究资料表明，碘是一种重要的生命元素，它在人体内含量虽微，功能却大。有人认为，低碘对人类最大的威胁是可造成不同程度的脑发育障碍，最突出的问题是智商低下。但是，碘摄入量过高，也会患地方性甲状腺肿。成年人每天应摄入碘 $100 \sim 250$ μg。如果摄入量长期低于 50 μg，就会患病。人体所需的碘大部分取之于食物，食用碘盐或海菜可以有效地防治地方性甲状腺肿病。

（4）氟骨症与龋齿是因为环境中氟的过剩或不足引起的两类性质不同的地方病。寻找和开发利用低氟水源是防治地方性氟中毒的根本措施[4]。

参考文献

[1] 何世春. 饮用水质与疾病[N]. 郑州晚报, 1996-09-15.

[2] 何世春. 氟中毒与防氟改水[J]. 河南环境,1990(3).

[3] 何世春. 矿泉水水质研究文集[M]. 郑州,黄河水利出版社. 2005.

[4] 何世春. 我国一些天然水中的氟[J]. 地理科学,1987,7(3).

第三节 我国《生活饮用水卫生标准》的执行

据报道,2008 年、2009 年住房和城乡建设部城市供水水质监测中心组织对全国 4 457 个城镇自来水厂进行了普查。其中,城市自来水厂出厂水质达标率为 58.2%。据悉,2006 年有关部门重新修订颁发了《生活饮用水卫生标准》,原有的 35 项水质指标被大幅提高到 106 项,指标限值也更加严格,总体上与发达国家接轨。《生活饮用水卫生标准》于 2007 年 7 月 1 日起开始强制执行。

我国饮用水水源主要以大的河流、湖泊为主。据资料统计,全国七成以上的河流、湖泊遭受了不同程度的污染。在我国黄河、长江、淮河、海河和珠江等几大水系中,已不适合做饮用水水源的河段接近 40%;城市水城中 78% 的河段不适合做饮用水水源。据水利和卫生部门的初步调查,目前,我国农村有 3 亿多人饮水不安全,有 1.9 亿人饮用污染水,水中有害物质含量超标。国家环境保护部、水利部、国家发改委和财政部四部委联合发布的《重点流域水污染防治规划(2011~2015 年)》明确提出,到 2015 年,我国重点流域总体水质由中度污染改善到轻度污染,城镇集中式饮用水水源地水质稳定,达到功能要求。

第八章 长期饮用纯净水、离子水对人体健康的危害

第一节 健康饮水新时代

水是生命之源,健康饮水是时代的要求。我国生活用水主要是地下水和江、河、湖泊、水库等地表水。据资料统计,我国有 523 条河流,436 条已经被严重污染,污染的主源是工业废水、农药、化肥、居民生活污水和粪便排放等。

饮用水不洁是造成人类疾病的主要原因。现已测定,水中有机化学污染物有 2 200 余种,毒藻 1 400 余种,还有细菌、病毒、虫卵、有害金属和非金属等,都是致病、致癌的物质。在我国,所患疾病的 80%、死亡的 30%,是因为饮用水水质不良造成的。

世界卫生组织最近公布的资料表明,当前因为水污染使全世界每年有 5 000 万儿童死亡;3 500 万人患心血管病;7 000 万人患胆结石、肾结石;9 000 万人患肝炎;3 000 万人死于肝癌、胃癌。除上述之外,又如男性不育、皮肤病、妇科病、脱发、近视等发病率也在急剧增长。

众所周知,地方病是一种危及人类生存的疾病。人类许多疾病具有明显的地区性。据资料显示,克山病、大骨节病、氟骨症、甲状腺肿、结石病、心血管病、脑溢血症、变性血色素症、肌萎缩性侧索硬化症、多发性硬化症以及肝癌、胃癌、食管癌等,均与饮用水水质有着密切的关系。笔者研究结果表明,天然水质因地不同、因时

而异,相当复杂。由于饮用水中含有的元素种类、数量不同,因此产生的地方病种类和癌症程度也不一样。

克山病具有地区性,一般发生在农村。克山病以妇女和儿童为多,妇女中以孕妇为多。克山病区水质污染严重,饮用水中多含腐殖酸。

大骨节病是一种伴有机体改变的、对称的地方性畸形骨关节病。我国有人曾用东北山地病区枯枝落叶的浸泡液喂养动物,结果出现类似大骨节病的骨质病变。大骨节病在山区、丘陵、高原、平原以及沙漠都有分布。病区多分布于各种地貌、地形相对低洼处。大骨节病受地带性控制,受局部地形地貌影响,具有明显地方性特征,与饮用水水质关系密切。

地方性甲状腺肿是一种世界范围的地方性疾病,患者约有 2 亿人,危害严重。如果母亲患病,就会引起胎儿大脑发育障碍,导致后代患克汀病。克汀病的主要特征是聋、哑、傻、终身残疾,流行严重的山区出现"哑巴村"。研究资料表明,碘是一种重要的生命元素,它在人体内含量虽微,功能却大。有人认为,低碘对人类最大的威胁是可造成不同程度的脑发育障碍,最突出的问题是智商低下。但是,碘摄入量过高,也患地方性甲状腺肿。

据资料显示,美国心脏病死亡率东部高、西部低,其分布有明显的地方性。在北欧和北美,心血管病死亡率的分布有明显的地方性,而且还显示了地带性特征,多属于无机元素缺乏、腐殖质丰富的天然水环境。

1968 年,有人研究了日本、英国、法国、德国、意大利、瑞典和欧洲其他国家脑溢血与环境的关系,尤其是与水质的关系,即碱性水区脑溢血症死亡率低,酸性水区脑溢血症死亡率高。在日本,脑溢血症死亡率地理上分布明显。在欧洲,脑溢血症死亡率也有地区性特征。脑溢血症死亡率与饮用水中硅含量有关。

多发性硬化症是高血压、肾脏动脉硬化等地方性疾病的统称。

多发性硬化症流行广，以群体发生，集中分布，地区性差异明显。该病流行与特定水土环境有关。

据报道，在日本纪伊半岛流行肌萎缩性侧索硬化症。有人用东京饮水和该病病区饮水进行鲤鱼生存试验，前者存活率高，后者存活率低。试验表明，病区饮水对人类健康不利。

氟骨症与龋齿是因为环境中氟的过剩或不足引起的两类性质不同的地方病，在世界范围内广泛流行，危害极大。人体缺氟患龋齿病；而过量的氟对人体是一种全身性毒物，主要表现为腰腿痛、关节强硬、上下肢弯曲、拱腰驼背，严重者产生骨折。

癌是一种顽症，对人类生命构成很大的威胁。研究表明，约有80%的癌症是由环境因素引起的。有些癌症的分布有明显的地区性和地带性特征。癌症分布的地带性特征以胃癌、肝癌最明显。我国食管癌死亡率有山区高于丘陵、丘陵高于平原的趋势。实践证明，饮用水水质与癌症密切相关。饮用沟、渠、塘、池、窖水者死亡率高，饮用无污染、水质优良井泉水者死亡率低。肝癌、食管癌、胃癌与饮用有机污染严重的水有关。水质污染的直接标志是：浑浊，着黄、绿、灰色，异味，异臭，微生物多。水污染的主要化学成分有铵、硝酸根、亚硝酸根、亚硝胺和腐殖酸等。

总之，健康饮水可以使儿童健康成长，可以使老年人健康长寿，可以防治多种地方病，可以降低心血管病、脑溢血病的患病率，可以防治与饮用水水质有关的多种癌症。因此，全社会都应重视。

（原载于《健康世界》第 5 卷，1997 年，第 9 期，中华医学会杂志社出版）

第二节　水，越纯越好吗？

"矿泉水"、"纯净水"、"太空水"、"蒸馏水"、"磁化水"……这几年,宣传"××水"的广告从四面八方滚滚而来,以铺天盖地的声势进入了千万家庭,似乎中国的自来水已经不能喝了,将要"退位",让位给那些名目繁多的这种"水"、那种"水"。

然而,据报载,某儿童医院收治了9名肌肉震颤、眼皮发抖的孩子,经过专家检查,认为是大量饮用了某些"水"引起缺钙、缺钾所致。

所谓"纯净水",就是将天然水经过若干道工序,进行处理、提纯和净化的水。笔者曾经参观了一家生产纯净水的工厂。该厂是采用天然地热矿泉水,经过电渗析、离子交换、超级过滤、臭氧杀菌、氧处理,再经过自动化灌装线,装成瓶装纯净水。这种纯净水彻底清除了原来地热矿泉水中的各种离子。由此可见,纯净水在制作过程中,一方面去除了对人体有害的病菌、有机物和某些有毒元素,另一方面也去除了对人体健康有益的微量元素和人体必需的矿物质。

人类并不是超自然的特殊生物。人类的健康取决于从饮水或食物中摄取的营养物质。这种营养物质是由许多化学元素构成的,例如氧、氢、氮、钙、磷、钠、钾等。它们在人体内的含量很大。这些元素不仅构成人体的各种细胞、组织和器官,而且还有许多特殊的生物学功能。有些微量元素如锌、硒、氟等,在人体中虽然量微,但它们是维生素、激素、酶系统中不可缺少的组分,担负着特定的生物学功能作用。

饮水是人体从自然环境中摄取钾、钙、镁等无机元素的重要途径。

比如,钾是细胞内的主要阳离子,它对维持细胞的正常结构和功能起着重要作用。缺钾能引起心肌坏死。

再说钙,钙也是人体中不可缺少的一种元素。骨骼中的主要成分是钙,血液中也含有一定的钙离子。如果没有这些钙离子,皮肤划破了,血液就不容易凝固。钙还能抑制人体对铅、镉等有害元素的吸收。婴儿在生长发育过程中,骨骼不断长大,需要充足的钙。人体钙过少的时候,心肌软弱无力,收缩不完全,而骨髓肌兴奋性增强,引起肌肉抽搐症、佝偻病和骨质软化。

据资料报道,我国有 1/3 的儿童缺锌。儿童缺锌会造成智力低下,学习能力下降。怀孕的母亲缺锌,可能引起胎儿先天畸形。缺锌也会影响人体脑、心、胰、甲状腺的正常发育。国外的研究表明,人体缺锌会引起许多疾病,如侏儒症、糖尿病、高血压、生殖器官和第二性征发育不全、男性不育等。当然,人体摄入过量的锌也有不利的影响。

人体缺硒,可以引起心脏病、高血压、克山病等,硒还有减少胃癌、肠癌、肝癌发病的作用。

镁是人体另外一种必需元素。镁离子是人体细胞中主要的阳离子之一,镁也是很多酶系统反应中的重要元素。缺镁可能造成心肌和骨髓肌的局部坏死与炎症。在饮用水中缺乏镁的地区,癌症的发病率往往比较高。

所以,经常饮用纯净水,人体所需要的钾、钙、镁等无机元素没有了,人体所需要的锌、硒、氟等多种微量元素也没有了。时间一长,必然会造成人体的营养失衡。尤其是婴幼儿和青少年,正处于智力发育阶段,加上他们好动,损耗的无机盐和矿物质又多,经常喝纯净水,会给他们的健康成长带来不利的影响。

在低氟饮水地区,因氟不足,常出现龋齿。人体需要的氟主要来源于饮水。当饮水含氟量少于 0.5 mg/L 的时候,龋齿患病率高达 70% ~ 90%;当饮水含氟量为 0.5 ~ 1.0 mg/L 时,龋齿患病率为 40%;当饮水含氟量为 1.5 mg/L 时,龋齿患病率为 10% 以下。

总之,人类与所处的水文地球化学环境基本上是适应的。水是自然环境中最活跃的物质。天然水的物理性质和化学成分是环境中的气候、地形地貌、水文、地质、土壤、植被等多种因素的综合反映。饮水是人体从自然环境中摄取无机矿物和微量元素的重要途径。

真正优质的矿泉水是人类饮水的理想选择。长期饮用纯净水、"太空水"、蒸馏水会造成体内有用物质的流失,对身体是无益的。饮用纯净水越多,龋齿的发病率就越高,正好能说明这个问题。

(原载于《健康世界》第6卷,1998年,第1期,中华医学会杂志社出版)

附

上海市科学技术委员会

(沪科(97)第078号)

关于建议不应该在中小学校
推荐饮用纯水的报告

市府办公厅:

根据市府办公厅"关于建议不应该在中小学校推荐饮用纯水的报告"(沪府办督(97)0096号函)。遵照市领导批示,市科委会同市卫生局于3月18日组织本市有关著名的医学、卫生、水处理等八位专家进行了专题论证。

会议首先由市科委介绍"关于建议不应该在中小学校推荐饮用纯水的报告"的内容和市领导的指示,与会专家对此进行了充分讨论,一致认为:

1. 从营养角度讲,饮水是提供人体必需的矿物质和微量元素的重要途径之一。而纯水在制作过程中，虽然去除了危害人体的病菌、有机物，但也同时去除了人体必需的许多微量元素和矿物质，这些元素在水中的比例同人体的构成比例基本相同，容易被人体吸收，人体缺少这些元素，就会造成营养失衡。尤其是中小学生正处于生长、智力发育阶段，加上好动而损耗许多无机盐及矿物质，从营养素平衡来讲，应补充损失的无机盐及矿物质。如长期饮用纯水，将对中小学生的健康成长造成影响，所以不宜在中小学校大规模推荐饮用纯水。

2. 目前上海城市自来水水质与发达国家比较还有一定差距，但还是符合国家标准的，关键是口感问题、管材问题等。政府也正采取一系列工程措施，同时自来水公司已采取一系列水处理技术，保证优质水供应。应该说上海水质将越来越好，日常如旅游、会议等少量饮用纯水也是可以的。因此，要科学饮水，通过科学地普及卫生知识，让人们根据自己的能力选择适合自身需要的饮用水，消除不正确的饮水方式可能给人们带来的健康危害。

3. 目前市教委与卓代公司在本市9所学校试点推行饮用纯水。鉴于我国在长期饮用纯水方面的资料还不多，专家建议自来水公司与市教委和卫生局密切观注这几所学校饮用纯水的情况，并作进一步的观察与研究，而后提出具体建议。

上海市科学技术委员会(印章)

一九九七年三月二十一日

第三节　饮水质量——跨世纪的话题

一、喝水不是小事

水是地球万物生命之源，迄今为止，还没有哪一种物质能取代水。在国民经济发展过程中,随着人口的不断增长和工业化程度的不断提高,水污染日趋严重,特别是饮用水的污染,正威胁着人类的健康和生命。据资料统计,20世纪70年代初,全国日排放废水量为3 000万~4 000万t;1980年,日排放废水量达7 500多万t;目前,已经达到1亿t,其中80%以上未经任何处理直接排入水域。我国七大江河流经的15个主要大城市河段中,有13个河段的水质污染严重,长江以北地区竟找不到一条未被污染的主要河流。

我国是一个水资源缺乏的国家,而水质又不断遭受污染,有的地方饮水质量得不到保障。因此,保护水资源、提高饮水标准、改善城乡居民饮水质量,已是民众普遍关注的焦点。

据资料,不少地区饮用水已成为各类病菌传播的主要载体。人类所患疾病的80%与水有关,目前已发现由于饮用水不符合卫生要求而导致的疾病有50多种。饮用水中含有的有毒、有害化学成分与某些肿瘤的发病有关,已经确认的致癌物有20种、可疑致癌物有23种、促癌物有18种、致突变物有56种。

有人试验证实,目前淡水中有许多肉眼看不到的杂物综合体,其中包括农药、有机致癌物、病毒、放射性微粒和有危害的重金属等。

在近20年中,全球男子精液中的精子含量急剧减少,男子繁衍后代的能力减弱。全球已公布的精液研究成果是,在最近50年中,正常男子精液中的精子含量减少了将近一半;1970~1990年,男子精液中的精子含量以每年2.6%的速度递减。与此同时,影响男子生育能力的睾丸癌、前列腺癌等疾病急剧增加。导致这种情况的原因是,男性胎儿和幼儿的雌性激素受到了影响,而影响雌性激素分泌的是工业产品中的有害化学物质,比如某些洗衣粉、农药、塑料包装材料,以及某些药物和环境污染等。

二、纯净水是溶剂

近年来,纯净水、蒸馏水大量涌进市场。据报道,目前北京获得准产证生产纯净水的水厂有 60 余家,已有 5% 的家庭在使用纯水机自制的纯净水。纯水机用的是美国的逆渗透技术,除具备净水器的功能外,还能去除水中重金属等物质,也就是溶于水的各种物质。如钾、钠、钙、镁、砷、硒、汞、镉、铬等,通过纯水机后,可全部去除或去除 90% ~ 99%。纯水机是由逆渗透器、多个过滤器、加压水泵及储水压力罐四大部分组成的。自来水通过纯水机即可生产出纯净水。因为逆渗透技术最早用于美国太空船解决宇航员饮水问题,故又称太空水。

1997 年 11 月,笔者参观了上海锦江麒麟饮料食品有限公司和上海四方同济净水有限公司等矿泉水厂、饮用水厂。据了解,上海自 1994 年以来,饮用水产销量每年以 30% 的速度激增,1997 年纯净水企业日生产能力总和达 1 万 t,有的百货公司 1 个月卖 800 桶。另据报道,杭州纯净水销量呈上升趋势,1997 年势头尤其迅猛,有的集团有用户 1 000 多家,高峰期日送水 500 桶。广州、珠海有 10% 的居民加入了桶装水的消费队伍,有的供水公司日供水量超过万桶。在一些中小城市饮用纯净水也很火爆。

饮用纯净水为何如此火爆?原因是一部分人出于对自来水水质的怀疑,另一部分人盲目相信纯净水、太空水,认为太空水是宇航员喝的水,喝了没错。就这样,短短几年,在我国大地到处是纯净水、太空水、蒸馏水厂家的产品。

那么,什么是纯净水?所谓纯净水,是将原水经过若干道工艺进行处理、提纯、净化的水。笔者见河南省郑州市一家纯净水厂将天然地下热矿水经自动化灌装线装成桶装纯净水。此纯净水是彻底清除了原地下热矿水中的钾、钠、钙、镁、铁、锰、氯、硫酸根等多种阴阳离子。由此可见,纯净水在制作过程中,一方面去除了对人体有害的病菌、有机物和某些有毒元素;另一方面也去除了对人体健康有益的微量元素和人体必需的矿物质。这样,纯净水、太空水、蒸馏水便成为一种溶解能力极强的溶剂。

作为溶剂的水,其特殊结构使水分子周围形成很强的力量,能够吸引其他分子。当固体或其他物质与水接触时,就会产生该物体全部或部分溶解的现象。水在某种程度上溶解许多物质的性能是其最重要的特点。由于这一特点,人们在长期喝纯净水的过程中,不但不能给人体补充必需的矿物质和微量元素,反过来还会从人体中带走大量的微量元素,造成人体微量元素和矿物质的流失,尤其对于孕妇、婴幼儿和老年人,更容易引起营养不良。长期饮用纯净水后导致人体免疫力下降,容易产生疾病。

三、矿泉水有好坏

矿泉水是指水中含有矿物质或一种及多种微量元素且对人体健康有益的天然泉水。矿泉水作为瓶装饮料已有悠久的历史。由于天然水污染等原因,许多人渴望获得好的矿泉水,因为水质真正好的天然优质矿泉水确实能使婴幼儿健康成长,对中老年人能起到防病健身的功效,也是夏季理想方便的清凉饮料。

据文献报道,世界矿泉水饮料产量以欧洲经济共同体为最大,其中法国一直处于领先地位,产量约占欧共体的45%。法国维希矿泉水历史悠久,它具有调节体液酸碱平衡、帮助消化、促进肝功能康复、促进胰岛功能的作用。根据不同处方与方法,对肝炎、胆道病、肠胃病、关节炎、过敏症以及多种儿童疾病有疗效,也是老年人的滋补辅助饮料。德国矿泉饮料工业发展迅速,其中威斯特代利亚冷铁质泉世界驰名。美国利用矿泉水已有百余年历史。1994年,日本家庭用矿泉水已占矿泉水总产量的90%以上,愿意花钱买水喝的人由1986年的13%上升到30%,年产矿泉水达4.1亿L、进口1.47亿L、人均消费量4.5 L。目前,大约有20个国家的矿泉水产品进入日本市场,其中以法国进口量最多,占进口产品的90%。日本人对健康的追求和对现有饮用水的不满,是矿泉水市场迅速发展的主要原因。1994年,日本矿泉水市场出现供不应求的现象。

我国矿泉水资源丰富。据资料,目前已有1 600余种矿泉水水质分析资料。我国饮用天然矿泉水中含有的微量元素种类比较多,其中含锌的矿泉水有68处,主要分布在四川、广东、福建等省。碳酸水有53处,主要分布在浙江、辽宁、黑龙江、广东、青海、吉林等省。含硒的矿泉水主要分布在湖南、湖北、江苏等省。含锌、含硒的矿泉水及碳酸水在自然界分布都是比较少的天然矿泉水,也是比较珍贵的饮用矿泉水。例如,含适量锌的天然矿泉水是生命智慧之水,也是一种珍贵的天然优质矿泉水。锌是人体必需的微量元素,是促进机体完善生长的关键元素和智慧元素,具备多方面的生理功能。当前国内外研究已经证明,人体缺锌会引起许多疾病,如可导致生长发育不良,严重的可导致侏儒症、糖尿病、高血压、生殖器官及第二性征发育不全,味觉及嗅觉减退,食欲不振等疾病。常饮含有适量锌的天然优质矿泉水,可增强婴幼儿体质,增强中老年人心肌活力,是中外城乡夏季饮料之珍品。

由于近几年我国市场上的矿泉水产品质量参差不齐、良莠混杂,消费者一般无法用视觉辨别优劣真伪。我国饮用天然矿泉水产品质量低劣的原因很多:有不法分子乘机假冒;有厂家生产设备落后,工艺粗糙;也有饮用天然矿泉水国家标准规定的问题。例如,"界限指标"中,溶解性总固体等于或大于1 000 mg/L。笔者认为,这样的矿泉水不是优质矿泉水,而且不能作为饮用水。德国饮用水水质标准规定,溶解性物质总含量的极限值为800 mg/L。我国国家生活饮用水卫生标准规定,饮用水不得含有沉淀。

四、合格的自来水是主要生活饮用水

北京市第十届人大常委会第 36 次会议审议通过了《北京市生活饮用水卫生监督管理条例》，明确规定了禁止供给的七种饮用水：

（1）混有异物，出现异色、异味或其他感官性状异常，可能对人体有害的；

（2）有毒、有害物质含量超过国家生活饮用水卫生标准的；

（3）含有寄生虫、微生物等，有可能引起疾病的；

（4）与不符合卫生标准和卫生管理要求的供水设施及用品直接接触的；

（5）未经卫生检查的；

（6）因防病等特殊需要，经市或区、县人民政府批准停止供水的；

（7）其他不符合饮水卫生标准和卫生要求的。

以上七种水不能喝的规定自 1997 年 7 月 1 日起施行，这表明了北京市政府对此已相当重视，在全国实施依法管理自来水也是首家。

合格的自来水是每个家庭长期的、主要的生活饮用水水源。有的人担心自来水中会含有危害人体健康的东西。其实，自来水是经过有关部门严格检验后才允许供给每个家庭的，它应该完全符合国家生活饮用水水质标准。因此，合格的自来水可以放心饮用。

（原载于《健康世界》第 6 卷，1998 年，第 4 期，中华医学会杂志社出版）

附录1 生活饮用水卫生标准(GB 5749—2006)

前 言

本标准全文强制。

本标准自实施之日起代替 GB 5749—85《生活饮用水卫生标准》。

本标准与 GB 5749—85 相比主要变化如下：

——水质指标由 GB 5749—85 的 35 项增加至 106 项,增加了 71 项;修订了 8 项;其中：

——微生物指标由 2 项增至 6 项,增加了大肠埃希氏菌、耐热大肠菌群、贾第鞭毛虫和隐孢子虫;修订了总大肠菌群;

——饮用水消毒剂由 1 项增至 4 项,增加了一氯胺、臭氧、二氧化氯;

——毒理指标中无机化合物由 10 项增至 21 项,增加了溴酸盐、亚氯酸盐、氯酸盐、锑、钡、铍、硼、钼、镍、铊、氯化氰;修订了砷、镉、铅、硝酸盐;

毒理指标中有机化合物由 5 项增至 53 项,增加了甲醛、三卤甲烷、二氯甲烷、1,2 - 二氯乙烷、1,1,1 - 三氯乙烷、三溴甲烷、一氯二溴甲烷、二氯一溴甲烷、环氧氯丙烷、氯乙烯、1,1 - 二氯乙烯、1,2 - 二氯乙烯、三氯乙烯、四氯乙烯、六氯丁二烯、二氯乙酸、三氯乙酸、三氯乙醛、苯、甲苯、二甲苯、乙苯、苯乙烯、2,4,6 - 三氯酚、氯苯、1,2 - 二氯苯、1,4 - 二氯苯、三氯苯、邻苯二甲酸二(2 - 乙基己基)酯、丙烯酰胺、微囊藻毒素 - LR、灭草松、百菌清、溴氰菊酯、乐果、2,4 - 滴、七氯、六氯苯、林丹、马拉硫磷、对硫磷、

甲基对硫磷、五氯酚、莠去津、呋喃丹、毒死蜱、敌敌畏、草甘膦,并修订了四氯化碳;

—— 感官性状和一般理化指标由 15 项增至 20 项,增加了耗氧量、氨氮、硫化物、钠、铝,并修订了浑浊度;

—— 放射性指标中修订了总 α 放射性。

—— 删除了水源选择和水源卫生防护两部分内容。

—— 简化了供水部门的水质检测规定,部分内容列入《生活饮用水集中式供水单位卫生规范》。

—— 增加了附录 A。

—— 增加了参考文献。

本标准的附录 A 为资料性附录。

为准备水质净化和水质检验条件,贾第鞭毛虫、隐孢子虫、三卤甲烷、微囊藻毒素 - LR 等 4 项指标延至 2008 年 7 月 1 日起执行。

本标准由中华人民共和国卫生部提出并归口。

本标准负责起草单位:中国疾病预防控制中心环境与健康相关产品安全所。

本标准参加起草单位:广东省卫生监督所、浙江省卫生监督所、江苏省疾病预防控制中心、北京市疾病预防控制中心、上海市疾病预防控制中心、中国城镇供水排水协会、中国水利水电科学研究院、国家环境保护总局环境标准研究所。

本标准主要起草人:金银龙、鄂学礼、陈昌杰、陈西平、张岚、陈亚妍、蔡祖根、甘日华、申屠杭、郭常义、魏建荣、宁瑞珠、刘文朝、胡林林。

本标准参加起草人:蔡诗文、林少彬、刘凡、姚孝元、陆坤明、陈国光、周怀东、李延平。

本标准于 1985 年 8 月首次发布,本次为第一次修订。

生活饮用水卫生标准

1 范围

本标准规定了生活饮用水水质卫生要求、生活饮用水水源水质卫生要求、集中式供水单位卫生要求、二次供水卫生要求、涉及生活饮用水卫生安全产品卫生要求、水质监测和水质检验方法。

本标准适用于城乡各类集中式供水的生活饮用水,也适用于分散式供水的生活饮用水。

2 规范性引用文件

下列文件中的条款通过本标准的引用而成为本标准的条款。凡是标注日期的引用文件,其随后所有的修改(不包括勘误内容)或修订版均不适用于本标准,然而,鼓励根据本标准达成协议的各方研究是否可使用这些文件的最新版本。凡是不注明日期的引用文件,其最新版本适用于本标准。

GB 3838 地表水环境质量标准

GB/T 5750 生活饮用水标准检验方法

GB/T 14848 地下水质量标准

GB 17051 二次供水设施卫生规范

GB/T 17218 饮用水化学处理剂卫生安全性评价

GB/T 17219 生活饮用水输配水设备及防护材料的安全性评价标准

CJ/T 206 城市供水水质标准

SL 308 村镇供水单位资质标准

卫生部 生活饮用水集中式供水单位卫生规范

3 术语和定义

下列术语和定义适用于本标准。

3.1 生活饮用水 drinking water

供人生活的饮水和生活用水。

3.2 供水方式 type of water supply

3.2.1 集中式供水 central water supply

自水源集中取水,通过输配水管网送到用户或者公共取水点的供水方式,包括自建设施供水。为用户提供日常饮用水的供水站和为公共场所、居民社区提供的分质供水也属于集中式供水。

3.2.2 二次供水 secondary water supply

集中式供水在入户之前经再度储存、加压和消毒或深度处理,通过管道或容器输送给用户的供水方式。

3.2.3 农村小型集中式供水 small central water supply for rural areas

日供水在 1 000 m³ 以下(或供水人口在 1 万人以下)的农村集中式供水。

3.2.4 分散式供水 non-central water supply

用户直接从水源取水,未经任何设施或仅有简易设施的供水方式。

3.3 常规指标 regular indices

能反映生活饮用水水质基本状况的水质指标。

3.4 非常规指标 non-regular indices

根据地区、时间或特殊情况需要的生活饮用水水质指标。

4 生活饮用水水质卫生要求

4.1 生活饮用水水质应符合下列基本要求,保证用户饮用安全。

4.1.1 生活饮用水中不得含有病原微生物。

4.1.2 生活饮用水中化学物质不得危害人体健康。

4.1.3 生活饮用水中放射性物质不得危害人体健康。

4.1.4 生活饮用水的感官性状良好。

4.1.5 生活饮用水应经消毒处理。

4.1.6 生活饮用水水质应符合表1和表3卫生要求。集中式供水出厂水中消毒剂限值、出厂水和管网末梢水中消毒剂余量均应符合表2要求。

4.1.7 农村小型集中式供水和分散式供水的水质因条件限制,部分指标可暂按照表4执行,其余指标仍按表1、表2和表3执行。

4.1.8 当发生影响水质的突发性公共事件时,经市级以上人民政府批准,感官性状和一般化学指标可适当放宽。

4.1.9 当饮用水中含有附录A表A.1所列指标时,可参考此表限值评价。

表1 水质常规指标及限值

指　标	限　值
1. 微生物指标[①]	
总大肠菌群(MPN/100 mL 或 CFU/100 mL)	不得检出
耐热大肠菌群(MPN/100 mL 或 CFU/100 mL)	不得检出
大肠埃希氏菌(MPN/100 mL 或 CFU/100 mL)	不得检出
菌落总数(CFU/ mL)	100
2. 毒理指标	
砷(mg/L)	0.01
镉(mg/L)	0.005
铬(六价,mg/L)	0.05
铅(mg/L)	0.01

指　标	限　值
汞(mg/L)	0.001
硒(mg/L)	0.01
氰化物(mg/L)	0.05
氟化物(mg/L)	1.0
硝酸盐(以 N 计,mg/L)	10 地下水源限制时为 20
三氯甲烷(mg/L)	0.06
四氯化碳(mg/L)	0.002
溴酸盐(使用臭氧时,mg/L)	0.01
甲醛(使用臭氧时,mg/L)	0.9
亚氯酸盐(使用二氧化氯消毒时,mg/L)	0.7
氯酸盐(使用复合二氧化氯消毒时,mg/L)	0.7
3. 感官性状和一般化学指标	
色度(铂钴色度单位)	15
浑浊度(NTU - 散射浊度单位)	1 水源与净水技术 条件限制时为 3
臭和味	无异臭、异味
肉眼可见物	无
pH(pH 单位)	不小于 6.5 且不大于 8.5
铝(mg/L)	0.2
铁(mg/L)	0.3

指　标	限　值
锰(mg/L)	0.1
铜(mg/L)	1.0
锌(mg/L)	1.0
氯化物(mg/L)	250
硫酸盐(mg/L)	250
溶解性总固体(mg/L)	1 000
总硬度(以 $CaCO_3$ 计,mg/L)	450
耗氧量(COD_{Mn}法,以 O_2 计,mg/L)	3 水源限制,原水耗氧量 >6 mg/L 时为 5
挥发酚类(以苯酚计,mg/L)	0.002
阴离子合成洗涤剂(mg/L)	0.3
4.放射性指标[2]	指导值
总 α 放射性(Bq/L)	0.5
总 β 放射性(Bq/L)	1

注:①MPN 表示最可能数;CFU 表示菌落形成单位。当水样检出总大肠菌群时,应
　　进一步检验大肠埃希氏菌或耐热大肠菌群;水样未检出总大肠菌群,不必检验
　　大肠埃希氏菌或耐热大肠菌群。
　②放射性指标超过指导值,应进行核素分析和评价,判定能否饮用。

表 2　饮用水中消毒剂常规指标及要求

消毒剂名称	与水接触时间	出厂水中限值	出厂水中余量	管网末梢水中余量
氯气及游离氯制剂(游离氯,mg/L)	至少 30 min	4	≥0.3	≥0.05
一氯胺(总氯,mg/L)	至少 120 min	3	≥0.5	≥0.05
臭氧(O_3,mg/L)	至少 12 min	0.3		0.02 如加氯, 总氯≥0.05
二氧化氯(ClO_2,mg/L)	至少 30 min	0.8	≥0.1	≥0.02

表 3　水质非常规指标及限值

指　标	限　值
1. 微生物指标	
贾第鞭毛虫(个/10 L)	<1
隐孢子虫(个/10 L)	<1
2. 毒理指标	
锑(mg/L)	0.005
钡(mg/L)	0.7
铍(mg/L)	0.002
硼(mg/L)	0.5
钼(mg/L)	0.07
镍(mg/L)	0.02
银(mg/L)	0.05
铊(mg/L)	0.000 1

续表3

指 标	限 值
氯化氰（以 CN⁻ 计,mg/L）	0.07
一氯二溴甲烷（mg/L）	0.1
二氯一溴甲烷（mg/L）	0.06
二氯乙酸（mg/L）	0.05
1,2－二氯乙烷（mg/L）	0.03
二氯甲烷（mg/L）	0.02
三卤甲烷（三氯甲烷、一氯二溴甲烷、二氯一溴甲烷、三溴甲烷的总和）	该类化合物中各种化合物的实测浓度与其各自限值的比值之和不超过1
1,1,1－三氯乙烷（mg/L）	2
三氯乙酸（mg/L）	0.1
三氯乙醛（mg/L）	0.01
2,4,6－三氯酚（mg/L）	0.2
三溴甲烷（mg/L）	0.1
七氯（mg/L）	0.000 4
马拉硫磷（mg/L）	0.25
五氯酚（mg/L）	0.009
六六六（总量,mg/L）	0.005
六氯苯（mg/L）	0.001
乐果（mg/L）	0.08
对硫磷（mg/L）	0.003
灭草松（mg/L）	0.3

指　标	限　值
甲基对硫磷（mg/L）	0.02
百菌清（mg/L）	0.01
呋喃丹（mg/L）	0.007
林丹（mg/L）	0.002
毒死蜱（mg/L）	0.03
草甘膦（mg/L）	0.7
敌敌畏（mg/L）	0.001
莠去津（mg/L）	0.002
溴氰菊酯（mg/L）	0.02
2,4 - 滴（mg/L）	0.03
滴滴涕（mg/L）	0.001
乙苯（mg/L）	0.3
二甲苯（mg/L）	0.5
1,1 - 二氯乙烯（mg/L）	0.03
1,2 - 二氯乙烯（mg/L）	0.05
1,2 - 二氯苯（mg/L）	1
1,4 - 二氯苯（mg/L）	0.3
三氯乙烯（mg/L）	0.07
三氯苯（总量，mg/L）	0.02
六氯丁二烯（mg/L）	0.000 6
丙烯酰胺（mg/L）	0.000 5
四氯乙烯（mg/L）	0.04

指 标	限 值
甲苯(mg/L)	0.7
邻苯二甲酸二(2－乙基己基)酯(mg/L)	0.008
环氧氯丙烷(mg/L)	0.000 4
苯(mg/L)	0.01
苯乙烯(mg/L)	0.02
苯并(a)芘(mg/L)	0.000 01
氯乙烯(mg/L)	0.005
氯苯(mg/L)	0.3
微囊藻毒素－LR(mg/L)	0.001
3. 感官性状和一般化学指标	
氨氮(以 N 计, mg/L)	0.5
硫化物(mg/L)	0.02
钠(mg/L)	200

表4 农村小型集中式供水和分散式供水部分水质指标及限值

指 标	限 值
1. 微生物指标	
菌落总数(CFU/mL)	500
2. 毒理指标	
砷(mg/L)	0.05
氟化物(mg/L)	1.2

续表4

指 标	限 值
硝酸盐(以 N 计，mg/L)	20
3. 感官性状和一般化学指标	
色度(铂钴色度单位)	20
浑浊度(NTU－散射浊度单位)	3 水源与净水技术条件限制时为5
pH(pH 单位)	不小于6.5且不大于9.5
溶解性总固体(mg/L)	1 500
总硬度(以 CaCO$_3$ 计，mg/L)	550
耗氧量(COD$_{Mn}$法，以 O$_2$ 计，mg/L)	5
铁(mg/L)	0.5
锰(mg/L)	0.3
氯化物(mg/L)	300
硫酸盐(mg/L)	300

5 生活饮用水水源水质卫生要求

5.1 采用地表水为生活饮用水水源时应符合 GB 3838 要求。

5.2 采用地下水为生活饮用水水源时应符合 GB/T 14848 要求。

6 集中式供水单位卫生要求

6.1 集中式供水单位的卫生要求应按照卫生部《生活饮用水集中式供水单位卫生规范》执行。

7 二次供水卫生要求

二次供水的设施和处理要求应按照 GB 17051 执行。

8 涉及生活饮用水卫生安全产品卫生要求

8.1 处理生活饮用水采用的絮凝、助凝、消毒、氧化、吸附、pH 调节、防锈、阻垢等化学处理剂不应污染生活饮用水，应符合 GB/T 17218 要求。

8.2 生活饮用水的输配水设备、防护材料和水处理材料不应污染生活饮用水，应符合 GB/T 17219 要求。

9 水质监测

9.1 供水单位的水质检测

供水单位的水质检测应符合以下要求。

9.1.1 供水单位的水质非常规指标选择由当地县级以上供水行政主管部门和卫生行政部门协商确定。

9.1.2 城市集中式供水单位水质检测的采样点选择、检验项目和频率、合格率计算按照 CJ/T 206 执行。

9.1.3 村镇集中式供水单位水质检测的采样点选择、检验项目和频率、合格率计算按照 SL 308 执行。

9.1.4 供水单位水质检测结果应定期报送当地卫生行政部门，报送水质检测结果的内容和办法由当地供水行政主管部门和卫生行政部门商定。

9.1.5 当饮用水水质发生异常时应及时报告当地供水行政主管部门和卫生行政部门。

9.2 卫生监督的水质监测

卫生监督的水质监测应符合以下要求。

9.2.1 各级卫生行政部门应根据实际需要定期对各类供水单位

的供水水质进行卫生监督、监测。

9.2.2　当发生影响水质的突发性公共事件时,由县级以上卫生行政部门根据需要确定饮用水监督、监测方案。

9.2.3　卫生监督的水质监测范围、项目、频率由当地市级以上卫生行政部门确定。

10　水质检验方法

生活饮用水水质检验应按照 GB/T 5750 执行。

附录 A （资料性附录）

表 A.1　生活饮用水水质参考指标及限值

指　　标	限　　值
肠球菌（CFU/100 mL）	0
产气荚膜梭状芽孢杆菌（CFU/100 mL）	0
二（2 - 乙基己基）己二酸酯（mg/L）	0.4
二溴乙烯（mg/L）	0.000 05
二噁英（2,3,7,8 - TCDD,mg/L）	0.000 000 03
土臭素（二甲基萘烷醇,mg/L）	0.000 01
五氯丙烷（mg/L）	0.03
双酚 A（mg/L）	0.01
丙烯腈（mg/L）	0.1
丙烯酸（mg/L）	0.5
丙烯醛（mg/L）	0.1
四乙基铅（mg/L）	0.000 1
戊二醛（mg/L）	0.07
甲基异莰醇 - 2（mg/L）	0.000 01
石油类（总量,mg/L）	0.3
石棉（ > 10 μm,万/L）	700
亚硝酸盐（mg/L）	1
多环芳烃（总量,mg/L）	0.002
多氯联苯（总量, mg/L）	0.000 5

续表 A. 1

指　标	限　值
邻苯二甲酸二乙酯(mg/L)	0. 3
邻苯二甲酸二丁酯(mg/L)	0. 003
环烷酸(mg/L)	1. 0
苯甲醚(mg/L)	0. 05
总有机碳(TOC,mg/L)	5
萘酚 - β(mg/L)	0. 4
黄原酸丁酯(mg/L)	0. 001
氯化乙基汞(mg/L)	0. 000 1
硝基苯(mg/L)	0. 017
^{226}镭和^{228}镭(pCi/L)	5
氡(pCi/L)	300

附录 2　部分国家生活饮用水水质标准

部分国家生活饮用水水质标准

项目	单位	世界卫生组织	日本	美国	世界卫生组织（欧洲）	德意志联邦共和国	法国
大肠菌数		年间检出率 MPN10 以下	50 mL 中不得检出	月间阳性检出率 10%以下	检验 100 个，100 mL 水中不得超过 15	100 mL 水中为零	阴性
一般细菌数			1 mL 水中 100 个以下				
嗅	度		没有特别异臭	3			
味			没有特别异味	没有特别异味			
色度	度		5	15			
浊度	度		2	5			
蒸发残留量	mg/L		500	500(1 000)			
pH		7.0~8.5(6.9~9.2)	5.8~8.6	7.0~10.6			
总硬度	mg/L	100~500①	300①	250①	100~500	350	
$KMnO_4$ 耗量	mg/L	10	10		20	20	
氯离子	mg/L	200(400)	200	250	350	20	250

续表

项目	单位	世界卫生组织	日本	美国	世界卫生组织(欧洲)	德意志联邦共和国	法国
硫酸根离子	mg/L	200(400)		250	250		250
氨态氮	mg/L	0.5			0.5		
亚硝酸态氮	mg/L	不得同时检出	不得同时检出				
硝酸态氮	mg/L	40(80)②	10	45①	5.0	50①	10
铁	mg/L	0.3(1.0)	0.3	0.3	0.1	0.2	0.1
锰	mg/L	0.1(0.5)	0.3②	0.05	0.1	0.1	0.05
氟	mg/L	1.0(1.5)	0.8	0.6~1.7	1.5	0.5	1.0
铅	mg/L	0.1	0.1	0.05	0.1	0.3	0.05
砷	mg/L	0.2	0.05	0.01(0.05)	0.2		0.05
硒	mg/L	0.05		0.01	0.05		
铬(六价)	mg/L	0.05	0.05	0.05②	0.05		
铜	mg/L	1.0	1.0	1.0	0.05	3.0	0.05
锌	mg/L	5.0	1.0	5.0	5.0		5.0
酚(合化物)	mg/L	0.001(0.002)	0.005	0.001	0.001		0.001
氰(合化物)	mg/L	0.01	不得检出	0.01(0.2)	0.01		0
汞	mg/L		不得检出	0.005		0.005	
钡	mg/L			1.0			

续表

项目	单位	世界卫生组织	日本	美国	世界卫生组织（欧洲）	德意志联邦共和国	法国
镉	mg/L		0.01③	0.01	0.05		
阴离子活性剂	mg/L		0.5	0.5	含有一定浓度量		
放射性	微微居里/L	α线1 β线10		年平均 Ra 225.3，Sr 90.1，总 β100	α线1 β线10	100	
有机磷	mg/L		不得检出				
游离氯残留量	mg/L		>0.1	0.05～0.1		0.3以下，必要时为0.6	<0.1
镁	mg/L	50(150)					
钙	mg/L	75(200)					125
备注		括号内为不得超过的值；①以 $CaCO_3$ 计；②以 NO_3^- 计	①以 $CaCO_3$ 计；②近来定为0.05；③暂订标准	①以 NO_3^- 计；②六价铬以及带括号的项目和其他如银等用活性炭吸附仿本取后含量不得超过0.2		①以 NO_3^- 计	

续表

项目	单位	荷兰	南斯拉夫	捷克斯洛伐克	瑞典	墨西哥	印度尼西亚	苏联
大肠菌数	个/L	地下水<1 地表水<2	净水 100 mL 中为 0，原水 100 mL 中小于 10	没有病原菌	100 mL 中小于 2	按美国标准	100 mL 中阴性	<3
一般细菌数	个/mL				<100	按美国标准	<100	在 37 ℃, 24 小时后 <100
嗅		没有不愉快的臭味	0	0	微	按美国标准	透明无异味	
味		稀释至 2 倍无不愉快味	0	0	微	按美国标准	透明无异味	20°,1 级
色度	度	20①	20	20	20~40	按美国标准		20
浊度	度	0.5	10	5（平均 3）	微	按美国标准		2 mg/L
蒸发残留量	mg/L		1 000	500~1 000		500 (1 000)	溶解性物质 <1 000	1 000
pH		6.5~9.0	6.5~9.0			9.6	6.5~9.0	6.5~9.5
总硬度	mg/L			8~12 德国度 (150~200)	100	300	5~10 德国度	7 德国度
KMnO₄ 耗量	mg/L	20②	12	12	20~40	10	<10	

续表

项目	单位	荷兰	南斯拉夫	捷克斯洛伐克	瑞典	墨西哥	印度尼西亚	苏联
氯离子	mg/L	250③	250	50	300	250	250	350
硫酸根离子	mg/L		200	60~80(200为硬水)		250	250	500
氨态氮	mg/L	0.2	硬胺 NO.08	0	0.5		0	
亚硝酸态氮	mg/L	0.1	NO.1(0.005)	0	0.02		0	
硝酸态氮	mg/L	100	15	35①(2个月儿以下乳儿为15)	30①		20	
铁	mg/L	0.1④	0.3	0.3	0.2~0.4	合计 0.3	0.2	0.5
锰	mg/L	0.05⑤	0.3	0.05	0.1		0.1	
氟	mg/L		1.5	1.0		1.5	1~1.5	1.5
铝	mg/L	0.1	0.05	0.1		0.1	0.05	0.1
砷	mg/L	0.2	0.05	0.05		0.05	0.05	0.05
硒	mg/L	0.05	0.05	0.05		0.05		0.01
铬(六价)	mg/L	0.05	0.05	0		0.05		0.1
铜	mg/L		0.05	3.0		3.0	3.0	0.1
锌	mg/L		15	5.0		15	5.0	1.0
酚	mg/L	0.01	0.001	0.003		0.001		0.001
氰(合化物)	mg/L			0				0.1
汞	mg/L	0.01		0				
钡	mg/L			0				0.01

· 204 ·

续表

项目	单位	南斯拉夫	荷兰	捷克斯洛伐克	瑞典	墨西哥	印度尼西亚	苏联
镉	mg/L							0.01
阴离子活性剂	mg/L							
放射性	微微居里/L	β、γ线10,α线1, Ra 2 264	β线年间检出率<10	Ra 0.002 3				
有机磷	mg/L							
游离氯残留量	mg/L			<0.2		0.2结合型为1.0		0.3
镁	mg/L					125	125	
钙	mg/L							
备注			水温在5~15℃时,在管末端溶解氧大于2 mg/L,4~6 mg/L范围内最好。①为10℃以下最好;②为10 mg/L以下最好;③为100 mg/L以下最好;④为0.05 mg/L最好;⑤为0最好	①以NO_3^-计	①以NO_3^-计。色度较宽系考虑藻殖地带多之故。特别规定温度8~12℃	M碱度为400 mg/L,暂时硬度为150 mg/L	温度比气温低时不得有侵蚀性碳酸,不得有H_2S	

注:引自《供水水文地质手册》(第2册)。

附录3 人体组织的化学成分 *

表1 人体的元素组成(重要物质含量)

元素	体内含量(%)	元素	体内含量(%)
O	65.0	Mg	0.05
C	18.0	Fe	0.004
H	10.0	Zn	0.003
N	3.0	F	0.000 9
Ca	1.5~2.2	Mn	0.000 3
P	0.8~1.2	Cu	0.000 15
K	0.35	I	0.000 04
S	0.25	Co	微量
Na	0.15	Mo	微量
Cl	0.15		

表2 人体中的主要元素

元素	人体中总量(g)	人体中总量(ppm)	日需量(g)	一般分布部位
有机				
O	43 000	610 000	2 550	一切组织
C	16 000	230 000	270	一切组织
H	7 000	100 000	330	一切组织
N	1 800	26 000	16	一切组织,蛋白质
无机				
Ca	1 000	14 000	1.1	骨,细胞外
P	780	11 000	1.4	一切细胞内
S	140	2 000	0.85	一切细胞内
K	140	2 000	3.3	一切细胞内
Na	100	1 400	4.4(0.2)	细胞外液
Cl	95	1 200	5.1(0.4)	细胞外液
Mn	19	270	0.31	一切细胞内,骨
Si	18	260	0.003	皮肤,肺

注:引自 H·A·施罗德《痕量元素与人》。

---

* 除注明出处者外,均引自张昌颖、李亮、李昌甫、任帮哲等合编的《生物化学》。

表3 古代和现代人体中的痕量元素

元素	原始人 （ppm）	现代人 （ppm）	差别的 主要因素	元素	原始人 （ppm）	现代人 （ppm）	差别的 主要因素
必需的				非必需的			
Fe	60	60		Zr	6.0	6.7	
Zn	33	33		Pb	0.01	1.7	摩托车排出气
Nd	4.6	4.6		Nb	1.7	1.7	
Sr	4.6	4.6		Al	0.4	0.9	食物添加物
F	37	37		Cd	0.001	0.7	精制的糖,水管
Cu	1.0	1.2	铜管	Te	0.001	0.4	冶金
B	0.3	0.7	蔬菜和水果	Ti	0.4	0.4	
Br	1.0	2.9	溴化物、燃料	Sn	<0.001	0.2	锡罐
I	0.1~0.5	0.2	加碘的食盐	Ni	0.1	0.1	
Be	0.3	0.3		Au	<0.001	0.1	装饰品
Mn	0.4	0.2	精制的食物	Li	0.04	0.04	
Se	0.2	0.2		Sb	<0.001	0.04	搪瓷
Cr	0.6	0.09	精制的糖和谷物	Bi	<0.001	0.03	药物
Mo	0.1	0.1		Hg	<0.001	0.19	杀菌剂
As	0.05	0.1	添加物,除草剂	Ag	<0.001	0.03	餐具
Co	0.03	0.03		Cs	0.02	0.02	
V	0.1	0.3	石油	U	0.01	0.01	
				Be	<0.001	0.001	烟和尘
				Ra	4×10⁻¹⁰	4×10⁻¹⁰	

注：引自 H·A·施罗德《痕量元素与人》。

表4　人体内必需的宏量和痕量元素的含量

元素	人体（ppm）	在食物和水中的日需用量（g）	人体体内平衡	元素	人体（ppm）	在食物和水中的日需用量（g）	人体体内平衡
宏量或主要元素				F	37	0.003	0
Ca	14 000	1.1	+	Cr	0.2	0.000 5	?
Na	1 600	4.4(0.2)	+	Zn	33	0.013	+
Si	260	0.003	?	Cu	1.0	0.005	+
K	2 000	3.3	+	Co	0.02	0.000 3	+
Mg	290	0.31	+	Mo	0.1	0.000 2	?
S	2 300	0.85	+	I	0.2	0.000 1	0
P	12 000	1.4	+	Se	0.2	0.000 01	?
Cl	1 400	5.1(0.4)	+	V	0.3	?	?
痕量元素				可能的必需痕量元素			
Fe	60	0.13	+	Ni	0.1	?	?
Mn	0.2	0.003	+	As	0.1	?	0

注:引自 H·A·施罗德《痕量元素与人》。

表5　骨组成中的无机物(骨盐)

元素	含量(%)
$Ca_3(PO_4)_2$	84
$CaCO_3$	10
$Ca(C_6H_5O_7)_2$(柠檬酸钙)	2
$Mg_3(PO_4)_2$	1
$MgCO_3$	1
Na_2HFO_4	2

表6　人类肝脏平均化学成分(以新鲜组织的质量百分数计)

成分	百分比(%)	成分	百分比(%)
水	70	胆固醇	0.3
固体物体	30	Na	0.190
蛋白质	15	K	0.215
球蛋白	13	Cl	0.160
清蛋白	1	C	0.0120
糖元	5	Mg	0.022
葡萄糖	0.1	Fe	0.010
中性脂肪	2	Zn	0.006
磷脂	2.5	Cu	0.002

表7　我国正常人血液化学成分

项目	全血液	血浆	血清
血红蛋白 (g%)	12.5(11.3~13.6)		7.28(6.20~8.22)
血浆总蛋白质 (g%)		7.2(6.5~7.8)	4.08(3.40~4.57)
清蛋白 (g%)		5.0(4.5~5.2)	3.2(2.13~4.20)
球蛋白 (g%)		2.0(1.8~2.2)	1.3(0.87~1.96)
清蛋白/球蛋白		2.5	
纤维蛋白元 (g%)		0.263(0.148~0.425)	
非蛋白氮 (mg%)	38.5(21.0~41.5)		
尿素氮 (mg%)	10.7(5.88~16.7)		
尿酸(mg%)	2.5(2~3)	4.59(2.40~6.80)	
肌酸(mg%)	5.22(3.04~7.89)		
血糖(mg%)	97(86~110)		

项目	全血液	血浆	血清
脂肪总量 （mg%）		600（450～750）	
总胆固醇 （mg%）			182.5（126.5～247.0）
游离胆固醇 （mg%）			46.0（18.5～89.0）
胆固醇脂 （mg%）			136.1（93.0～172.3）
肌酸酐 （mg%）	1.30（0.6～2.17）		
Ca（mg%）			10.4（9.2～11.4）
无机磷 （mg%）			3.93（2.68～5.30）
氧容量 （mL%）	19（18～20）		
Ca 容量 （mL%）		55（45～65）	

研究考察掠影

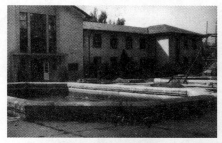

北京小汤山温泉水48℃。作者对此泉水的水质、水温、水量、所溶解的气体进行了多年观测和科学研究

（何世春1980年摄）

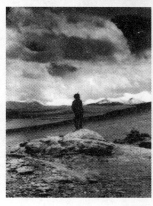

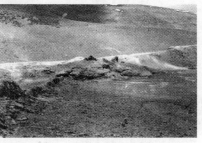

唐古拉山温泉泉华分布多，有的呈丘状，有的形态似龙，高1～2 m，宽约3 m，长达170余m，美丽壮观

（何世春1975年5月摄）

作者站在丘状泉华体顶上，远处为冰川、雪山

（任国林1975年5月摄）

唐古拉山青藏公路103道班附近有温泉多处，最高水温72℃

（何世春1975年5月摄）

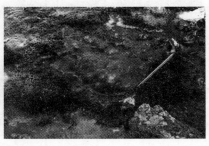

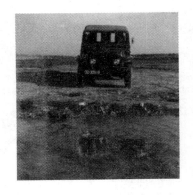

1979～1981 年,作者负责"中国华北地区地下热矿水分布形成和利用"课题时,对河北省雄县自流地下热矿水进行调查研究

(何世春摄)

1982 年 10 月,作者到河北省平山县温塘温泉调查研究时,看到皮肤病患者利用天然温泉水治疗疾病

(何世春摄)

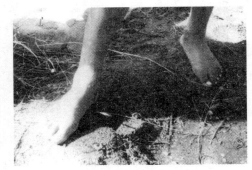

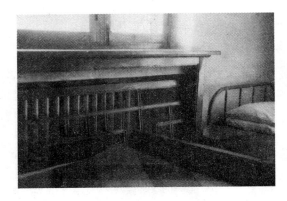

天津宾馆利用42 ℃地下热水取暖
(何世春 1977 年摄)

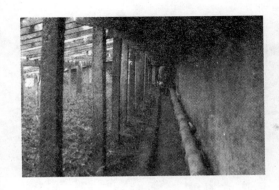

天津市利用地下
热水修建暖房
（何世春1977年摄）

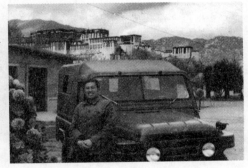

作者对西藏羊八井
温泉等地进行了3年的
调查研究工作
（张锡根1978年9月摄）

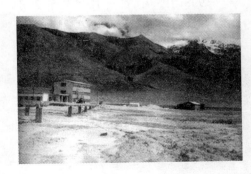

西藏羊八井地热电
站之一
（何世春1978年9月摄）

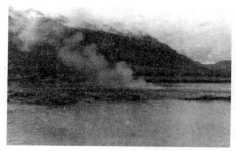

西藏羊八井天然温泉之一

（何世春 1978 年 9 月摄）

1987 年，作者对河南省洛阳市龙门天然泉水进行考察

（孙久明摄）

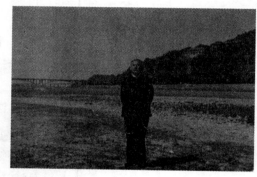

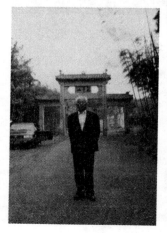

1998 年 5 月，作者应矿泉水公司邀请，对浙江省莫干山怪石角天然泉水进行考察

（何刘嵩摄）

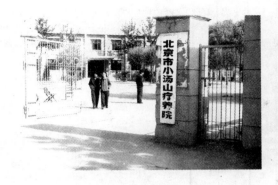

1962～1966 年，作者对北京小汤山温泉水质、水量、逸出气体及放射性 U、Ra、Rn 含量变化等进行长期观测

（何世春摄）

青藏铁路
　唐古拉山北坡
丘状泉华体
（何世春 1975 年 5
月摄）

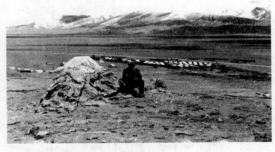

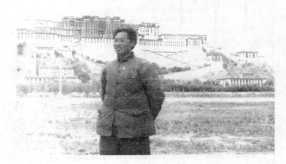

1975 年 4 月作者准备上唐古拉山调查青藏铁路水文工程地质情况，于拉萨留影

（任国林摄）

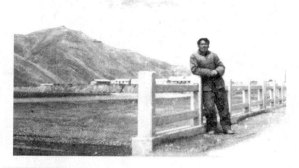

1975 年夏，作者在唐古拉山北坡调查 72℃天然矿泉水以及为青藏铁路选线等

（任国林摄）

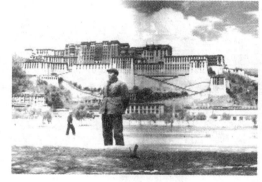

1976 年 4 月作者准备上山调查青藏铁路水文工程地质情况，于拉萨留影

（任国林摄）

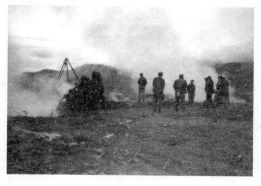

1977 年 8 月，作者于全国地热会时参观天津地下热水井情况

（何世春 1977 年 8 月摄）

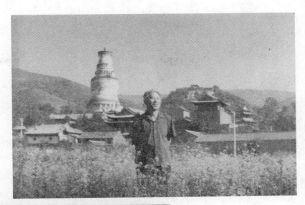

1984 年 8 月,作者考察山西省五台山区水文地质条件(陆家和 1984 年 8 月摄)

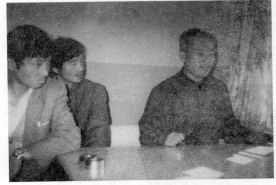

1984 年 9 月,作者在太原带 85 届水文专业毕业班学生进行毕业设计时同部分学生留影(许岩 1984 年 9 月摄)

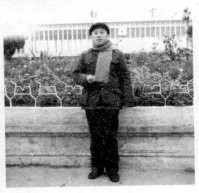

1984 年 5 月,作者考察广西象州温泉时于南宁留影
(黄兴国 1984 年 5 月摄)

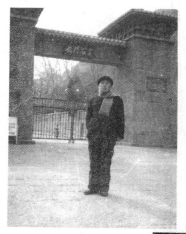

作者调查洛阳龙门温泉水质等情况

（孙久明1987年9月摄）

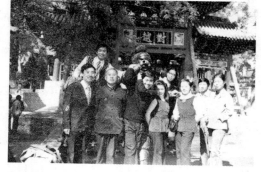

1984年8月，作者在太原带85届水文专业毕业班学生进行毕业设计时同部分学生合影

（陆家和1984年8月摄）

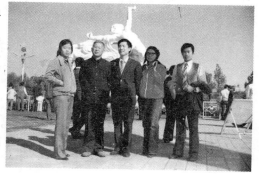

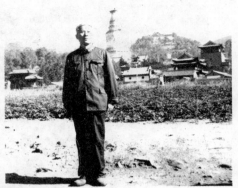

1984 年 8 月,作者于五台山留影
（邹峡青1984 年 8 月摄）

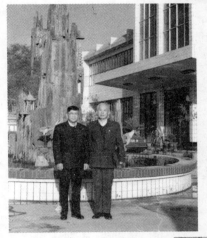

1995 年 10 月,作者同苏长禄教授为河南省安阳市水冶镇自来水水源地解决水中酚的问题

1995 年 10 月,作者参观红旗渠、学习红旗渠精神

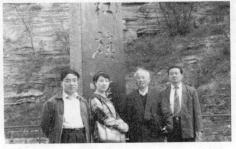

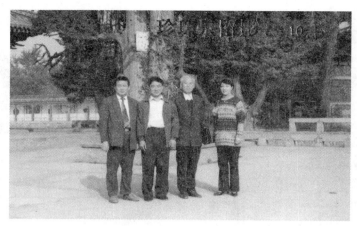

  1995 年 10 月,作者为河南省安阳市自来水公司解决自来水变红色的问题时留影

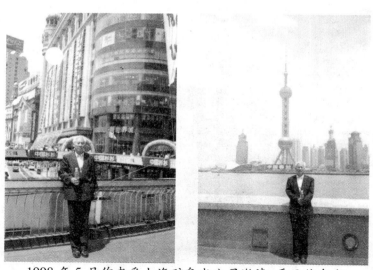

  1998 年 5 月作者受上海矿泉水公司邀请,看天然泉水

(何刘嵩摄)

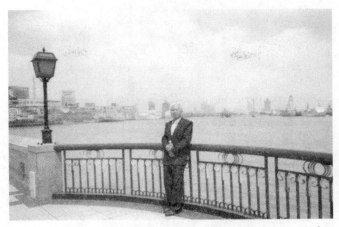

1998 年 5 月作者于上海留影（为莫干山天然泉矿物饮料有限公司考察泉水水质）

（何刘嵩 1998 年 5 月摄）

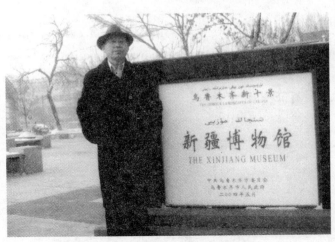

2012 年春节作者于乌鲁木齐市留影

（何嘉祥摄）

格　言

Dream realization , is valued is persevering.
梦想的实现，贵在持之以恒。

Becomes friends with the friend the best method is sin-
cerity solid righteousness.
结交朋友的最好方法是真心实义。

The life needs to manage attentively.
人生需要自己用心经营。

The correct practice , has not had the correct theory ; the
correct theory , has not had the correct practice.
没有正确的实践，就没有正确的理论；没有正确的理
论，就没有正确的实践。

热情、认真、执著、奋斗是成功之母。

什么是幸福？对事业的热爱，并为此献身的人。

能掌握自己的人，是最坚强的胜利者。

作者　何世春